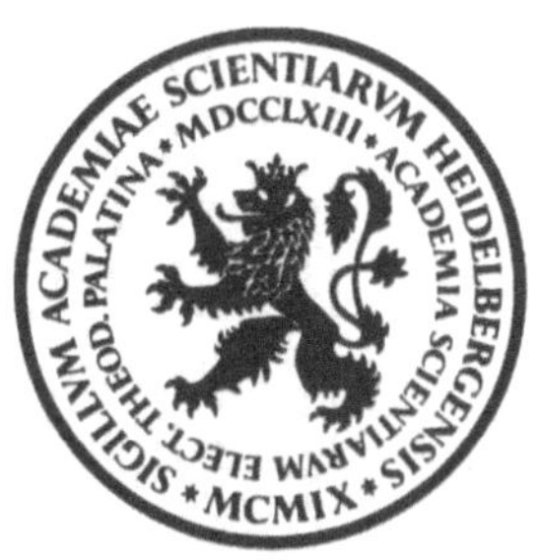

Sitzungsberichte der Heidelberger Akademie der Wissenschaften
Mathematisch-naturwissenschaftliche Klasse
Jahrgang 1993/94, 4. Abhandlung

Horst Zehe

„Ich habe selbst offt über die Compendienschreibung gelacht“

Etwas über Georg Christoph Lichtenbergs Notizen zu einem Compendio der Physik

Vorgelegt in der Sitzung vom 7. Mai 1994
von Peter Brix

Springer-Verlag
Berlin Heidelberg New York
London Paris Tokyo
Hong Kong Barcelona
Budapest

Dr. Horst Zehe
Haußerstr. 150
72076 Tübingen

Mit 15 Abbildungen

Die Deutsche Bibliothek – CIP-Einheitsaufnahme
Heidelberger Akademie der Wissenschaften / Mathematisch-Naturwissenschaftliche Klasse: Sitzungsberichte der Heidelberger Akademie der Wissenschaften, Mathematisch-Naturwissenschaftliche Klasse. – Berlin; Heidelberg; New York; London; Paris; Tokyo; Hong Kong; Barcelona; Budapest: Springer
Früher Schriftenreihe
Jg. 1993/94, Abh. 4. Zehe, Horst: Ich habe selbst offt über die Compendienschreibung gelacht. – 1994
Zehe, Horst: Ich habe selbst offt über die Compendienschreibung gelacht: Etwas über Georg Christoph Lichtenbergs Notizen zu einem Compendio der Physik; vorgelegt in der Sitzung vom 7. Mai 1994 / Horst Zehe. – Berlin; Heidelberg; New York; London; Paris; Tokyo; Hong Kong; Barcelona; Budapest: Springer, 1994
(Sitzungsberichte der Heidelberger Akademie der Wissenschaften, Mathematisch-Naturwissenschaftliche Klasse; Jg. 1993/94, Abh. 4)

ISBN 978-3-540-58706-4 ISBN 978-3-642-46812-4 (eBook)
DOI 10.1007/978-3-642-46812-4

Dieses Werk ist urheberrechtlich geschützt. Die dadurch begründeten Rechte, insbesondere die der Übersetzung, des Nachdrucks, des Vortrags, der Entnahme von Abbildungen und Tabellen, der Funksendung, der Mikroverfilmung oder der Vervielfältigung auf anderen Wegen und der Speicherung in Datenverarbeitungsanlagen, bleiben, auch bei nur auszugsweiser Verwertung, vorbehalten. Eine Vervielfältigung dieses Werkes oder von Teilen dieses Werkes ist auch im Einzelfall nur in den Grenzen der gesetzlichen Bestimmungen des Urheberrechtsgesetzes der Bundesrepublik Deutschland vom 9. September 1965 in der jeweils geltenden Fassung zulässig. Sie ist grundsätzlich vergütungspflichtig. Zuwiderhandlungen unterliegen den Strafbestimmungen des Urheberrechtsgesetzes.

© Springer-Verlag Berlin Heidelberg 1994

Die Wiedergabe von Gebrauchsnamen, Handelsnamen, Warenbezeichnungen usw. in diesem Werk berechtigt auch ohne besondere Kennzeichnung nicht zu der Annahme, daß solche Namen im Sinne der Warenzeichen- und Markenschutz-Gesetzgebung als frei zu betrachten wären und daher von jedermann benutzt werden dürften.

Produkthaftung: Für Angaben über Dosierungsanweisungen und Applikationsformen kann vom Verlag kein Gewähr übernommen werden. Derartige Angaben müssen vom jeweiligen Anwender im Einzelfall anhand anderer Literaturstellen auf ihre Richtigkeit überprüft werden.

SPIN 10128371 20/3140 - 5 4 3 2 1 0 – Gedruckt auf säurefreiem Papier

Vorbemerkung

„Wenn ich doch eine Verrichtung wählen soll, die tausend Menschen schon vor mir gewählt haben", notiert Lichtenberg im Jahre 1773 im Sudelbuch C, „so soll es gewiß das Compendienschreiben nicht sein" (C 346). Drei Jahre zuvor ist er zum außerordentlichen Professor der Philosophie an der Universität Göttingen ernannt worden und hat bislang drei Semester über mathematische und astronomische Gegenstände gelesen. Seit März 1772 ist er auf Reisen und auf Befehl des Königs mit astronomisch-geographischen Beobachtungen beschäftigt. „Wenn das nicht mehr ist, als ein Compendium schreiben" (D 83)! Ende August 1774 bricht Lichtenberg nach England auf und bleibt dort bis Anfang Dezember 1775. Erst nach Ostern 1776 nimmt er – seit Juni 1775 ordentlicher Professor – seine Lehrtätigkeit in Göttingen wieder auf. Und wieder hält er mathematische Vorlesungen, denn für die Physik ist sein Freund und Duzbruder Erxleben zuständig, ordentlicher Professor und Verfasser eines Compendiums über die 'Anfangsgründe der Naturlehre', das im Februar 1777 bei Johann Christian Dieterich in zweiter Auflage erscheint.

Im August 1777 stirbt Erxleben plötzlich, und Lichtenberg, der sich durch die Entdeckung und Untersuchung der nach ihm benannten elektrischen Figuren nun auch als Physiker einen Namen gemacht hat, liest im Sommer 1778 zum ersten Male über Physik, zunächst nur ausgewählte Kapitel, vom Sommer 1780 an die gesamte Experimentalphysik nach Erxlebens 'Naturlehre' (vgl. Vorlesung, pp. 135 und 147). Und „nachdem die zweyte Auflage dieses Lehrbuchs vergriffen war und der Hr. Verleger von mehrern Personen angegangen wurde, einen neuen Abdruck davon zu veranstalten, ersuchte er mich", schreibt Lichtenberg in der Vorrede zur dritten Auflage (p. XXIII), „dem Verlangen verschiedener gemäß, einige Anmerkungen dazu zu machen und neuere Schriften hinzuzufügen. Beides ist geschehen". Es geschieht auch noch ein zweites, drittes und viertes Mal. Und stets gilt: „Am Buche selbst ist nichts geändert worden, weder an den Sätzen noch an der Anordnung derselben" (Vorrede, p. XXIV). Viermal unterzieht sich Lichtenberg der mühevollen und undankbaren Aufgabe, das Erxlebensche Lehrbuch durch Zusätze und Anmerkungen dem Fortschreiten der Physik anzupassen. „Man sehe, wie wunderlich die Physik sich unter des klugen und thätigen Lichtenbergs Händen auf Erxlebens schmalem Grunde anhäuft", so hat ein Zeitgenosse das Ergebnis dieses Tuns beschrieben. Lichtenberg vergleicht es mit der Reparatur eines alten Schiffes: „Ich habe über ein Paar leck gewordene Stellen wieder ein Paar Bohlen genagelt, in einige Risse Lappen gestopft und manches zur Bequemlichkeit der Equipage an Bord bringen lassen", schreibt er nach Erscheinen der fünften Auflage, „aber freylich ist nur gesorgt worden, den Körper kümmerlich wieder einige Zeit in stiller See und bey guter Witterung schwimmend zu erhalten" (Bw 3, Nr. 1875).

Lichtenberg kennt die Schwächen der Erxlebenschen 'Naturlehre', an deren Konzeption er nichts ändern kann und will, nur zu genau (vgl. Vorlesung, p. 136). Spätestens bei der Arbeit an der vierten Auflage, die im März 1787 erscheint, drängt sich ihm der Gedanke an ein eigenes Compendium auf. „Gegen das Compendienschreiben, und dieses so lächerlich gemacht als möglich" (D 11), ist einmal seine Maxime gewesen. Aber inzwischen hat er seine Ansicht geändert. Ein eigenes Lehrbuch zu konzipieren, scheint ihm am Ende doch sinnvoller, als das Flickwerk an Erxlebens 'Naturlehre', als die Mühe, „in einem fremden Stocke Zellchen im kleinen Format zwischen die Zellchen im großen Format" zu bauen und „große Gedancken in ein unbekanntes Winckelchen" zu werfen (Bw 4, Nr. 2892). Also doch „Eulen nach Athen oder Compendia nach Göttingen tragen"? (D 70). Nein, gewiß kein Compendium nach dem „immer mehr einreissenden Verfahren aus 10 Compendien ein eilftes zu ziehen" (Bw 1, Nr. 202), sondern „jeder Paragraph in der neuen Physik sollte so behandelt werden, daß man sähe, daß man ihn nicht abgeschrieben, sondern selbst dabey gedacht hat" (PhM 4, p. 136).

An Ermunterung durch Schüler und Kollegen hat es nicht gefehlt. „Ich habe immer gehofft", schreibt ihm Georg Simon Klügel, „daß Sie selbst eine Naturlehre liefern würden, die besonders das Neue in seinem Zusammenhange und von Ihrem Scharfsinne geprüft darstellte" (Bw 3, Nr. 1998). Lichtenberg, „der sein ganze[s] Leben hindurch die Natur und den Menschen mit <u>philosophischen Geiste</u> studierte – der immer die Grenzen unsres Wissen sah und – ruhig fortsetzte", könnte, so glaubt Johann Friedrich Benzenberg, ein Buch schreiben, das „in dreyfacher Hinsicht ein Meisterstük seyn würde: erstlich als Naturlehre – zweitens als Philosophie der Natur, und endlich als: Aestetik der Natur" (Bw 4, Nr. 2892).

Das Meisterstück kommt nicht zustande. Lichtenberg stirbt und ist über Vorarbeiten nicht hinausgelangt. Dieterich aber, der die Papiere nur oberflächlich gesichtet hat, meldet dem Bruder Ludwig Christian L.: „Auch sein eigenes Compendium [...] muß gröstentheils alles fertig seyn" (Dieterich, p. 33). Es bedürfe, so meint er, nur noch einer ordnenden Hand, um es zum Druck zu befördern, „da Er alles dazu aufgeschrieben, und nur in gehöriger Ordnung gebracht werden muß" (Dieterich, p. 40). Hat Dieterich die vielen hundert Seiten der Vorlesungsnotizen für das Manuskript eines Lehrbuchs gehalten und so falsche Erwartungen geweckt? Wie groß mag des Bruders Enttäuschung gewesen sein, als er sah, daß die Aufzeichnungen für das Compendium nicht mehr als 15 Seiten ausmachen! Aber diese 15 Seiten sind nicht alles: Es gibt Sudelbuchnotizen und Notizen für die Vorlesung, die man zu Recht als Bausteine für das geplante Compendium ansehen kann; das gleiche gilt für einige Zusätze des 'Erxleben'. Doch wäre es vermessen, versuchte man, aus ihnen Lichtenbergs Compendium zu konstruieren: „denn von dem Plane, den er sich entworffen haben mag, findet sich kaum so viel, als hinreicht, ihn nur zu vermuthen“; legt man aber einen anderen zu Grunde, „wäre das verheißene Compendium doch das Lichtenbergische nicht mehr“ (Nachlaß X 13, Bl. 1).

Die hier vorgelegte Edition der Lichtenbergischen ‘Bemerckungen’ ist ein Versuch, die Fragen von Herrn Brix nach Lichtenbergs Compendium zu beantworten. Die Edition wird ergänzt durch ausgewählte zeitgenössische Zeugnisse und durch einige Erläuterungen zum Text.

Wiard Hinrichs und Julia Hoffmann haben meine Transkription verbessert, Horst Gravenkamp, Ulrich Joost und Friedemann Rex haben nach Fehlern gesucht und durch ihre Kritik geholfen, das Ganze lesbarer zu machen. Ihnen allen bin ich zu Dank verpflichtet.

Bemerkungen aus Vorreden, Sudelbüchern und Briefen, das Compendium betreffend

1.

Wegen des Erxl[ebenschen] Compendii bin ich gantz mit Ew. Wohlgebohren eins, allein ich kan schlechterdings nicht daran gedencken es umzuarbeiten, ich will lieber ein neues schreiben, worauf ich würcklich jezt dencke, und dieses um so mehr, da ich dem Erxleben wenig folge.

(Lichtenberg an Hindenburg am 25. Dezember 1786 = Bw 3, Nr. 1499)

2.

Die Bemerkungen, welche einsichtsvolle Recensenten über die vorhergehende Auflage gemacht haben, erkenne ich mit dem verbindlichsten Dank. Ich habe sie alle sorgfältig in Betracht gezogen, und, wo ich sie nach meiner Einsicht gegründet oder thulich fand, benutzt. [...] Wo ich ihnen nicht gefolgt bin, verstattete es entweder meine Ueberzeugung oder die Lage der Umstände nicht lezteres verstehe ich von den Vorschlägen wegen der Einrichtung des Buchs. Ich fand sie sehr gegründet; aber befolgen konnte ich sie jezt nicht, vielleicht mache ich in einem eigenen, minder weitläuftigen Buch einmal davon Gebrauch.

(Lichtenberg am 12. März 1787 in der Vorrede zur vierten Auflage des Erxleben)

3.

Ich schreibe jezt an einem eigenen Compendio (das Erxlebensche wird indessen immer fortgehen) und da dencke ich in den allgemeinen Betrachtungen von Anfang, Herrn Kant gäntzlich zu folgen.

(Lichtenberg an Büttner [?] am 7. Juli 1787 = Bw 3, Nr. 1539)

4.

Jeder Paragraph in der neuen Physik sollte so behandelt werden, daß man sähe, daß man ihn nicht abgeschrieben, sondern selbst dabey gedacht hat.

(PhM 4, p. 136; von Promies Sudelbuch H zugeordnet = H 177)

5.

Ja alles was künftig gebraucht werden kann, zumal für die Physik, gleich einzeln auszuarbeiten, bald hinten im compendio bald vornen, so wie Seekatz malte ohne dieses Verfahren ist nie ein großes Werk geschrieben worden.

(Sudelbuch J 1407)

6.

Ja, bei allen Ausarbeitungen des Maler Seekatz Manier zu folgen: nämlich nachdem der Plan entworfen ist bald hier bald dort zu arbeiten, einzelne Betrachtungen zu vollenden, ja selbst Ausdrücke für diesen oder jenen Ort zu sammeln, je nachdem man aufgelegt ist. Dieses unterhält den Mut, den nichts so sehr niederschlägt, als der Mangel an Abwechselung und ein methodisches Fortschreiten in der Ausarbeitung von unten auf. Man kann wohl mit Zuversicht behaupten, daß in keinem guten Gedicht in der Welt der erste Vers zuerst gemacht worden ist.

(Sudelbuch J 1422)

(Was es damit auf sich hat, erläutert eine Notiz Ludwig Christian Lichtenbergs: „Seekazische Manier, was das in diesen Büchern heißt? Seekaz war ein großer Historienmahler in Darmstadt († 1768) Wenn er an einem Stücke arbeitete so war sein Pinsel, sozusagen, an allen Stellen fast zu gleicher Zeit, das heißt er mahlte selten lange an einer Stelle sondern trug die Farbe, die er im Pinsel hatte an alle die Stellen hin, wo er sie für schicklich hielt" (LJb 1992, p. 16). Vgl. dazu Goethes Bericht über Seekatz im dritten Buche von 'Dichtung und Wahrheit'.)

7.

In allen Stücken zu sammeln nicht bloß Wahrheiten, sondern auch Wendungen und Ausdrücke für gewisse Gelegenheiten, wenn man sie öfters durchliest, so vermehrt sich der Vorrat durch ähnliche.

(Sudelbuch J 1427)

8.

Wie es mir diesesmal mit meinen Zusätzen gegangen ist, werden Sie aus der Vorrede [zur 5. Auflage des Erxleben] ersehen, ich hätte alles gantz gelassen wie es ist, wenn ich nicht gefürchtet hätte, die vielen vortrefflichen Männer, die darüber lesen möchten es dem guten Dietrich zum Schaden mit einem andren vertauschen. Ueberall ist die Uebereilung sichtbar. Ueberhaupt kan ich Ihnen, theuerster Freund, wohl gestehen, daß ich vieles von dem, was ich da in den Noten sage selbst nicht mehr glaube und schon lange nicht mehr geglaubt habe. Ich wolte mich nur nicht bey meinen jetzigen Umständen irgend einem Streit aussetzen und auch ist dünckt mich, das Buch eines andern nicht der rechte Ort dazu, am allerwenigsten ein Compendium. Im Collegio gebe ich es zuweilen dem zu erkennen, der so etwas erkennen kan. Schenckt mir der Himmel meine Gesundheit wieder, so will ich mich in einem eigenen nicht gar weitläufigen Handbuche darüber erklären.

(Lichtenberg an Hindenburg am 14. Mai 1791 = Bw 3, Nr. 1875)

9.

Ew. Wohlgebohren Habe ich versprochener Massen die Ehre hierbey ein Exemplar der Erxlebenschen Physik zu überreichen. Ich bitte wegen der vielen würklich kräncklichen Uebereilungen um Vergebung. Heraus muste das Buch wieder, hätte ich doch Dieterichen gefolgt, der die 4te Ausgabe blos abdrucken wolte! [...] Doch ich will und muß nun alles in meinem eigenen Compendio so Gott will besser machen.

(Lichtenberg an Hindenburg am 4. Juli 1791 = Bw 3, Nr. 1896)

10.

Ich wiederhohle meine öffentlich ergangene Bitte, daß Sie uns eine Physik ganz von Ihrer Hand liefern mögen. Mit dem Ausbessern, Einschieben und Erweitern des Erxlebenschen Handbuchs wird nun fast nicht mehr auszukommen seyn. Der reichgewordene Besitzer eines kleinen, anfangs ganz gemäßen Hauses, sieht sich doch am Ende genöthigt, nach vielen Veränderungen, das ihm lieb gewordene Haus einzureißen und ein größeres seinen Vermögensumständen und seinem Gewerbe angemessenes Gebäude aufzuführen.

(G. S. Klügel am 18. Mai 1792 an Lichtenberg = Bw 3, Nr. 2093)

11.

Im Compendio der Physik nicht mehr das Wort Theorie zu gebrauchen bei Feuer, Elektr[izität] und Magnetismus und bei vielen andern. Sondern Facta und Mutmaßungen; Vorstellungs-Art. pp

(Sudelbuch J 2021)

12.

Wäre es nicht gut im Anfang unserer physischen Lehrbücher das Allgemeine von unsern Sinnen beizubringen, wo die Ausdrücke von latent werden vorbereitet werden könnten. Auch daß wir Würkungen genug in der Natur antreffen deren Ursachen nicht in die Sinne fallen Ursache der Schwere, die magnetische Materie. Man bedenke nur wenn wir keine Augen hätten, wodurch offenbarte sich uns das Licht.

(Sudelbuch J 2078)

13.

Nicht zu sagen Hypothese, noch weniger Theorie, sonder[n] Vorstellungs-Art.

(Sudelbuch J 2093)

14.

Physik. Comp. Überall auf allgemeine Begriffe zu führen. So behandelt behält sich alles besser.

(Sudelbuch L 780)

15.

Fragen über Gegenstände aufzusetzen: Fragen über Nachtwächter – und ja jedes Kapitel der Physik mit Fragen über dasselbe zu beschließen.

(PhM 4, p. 340; von Promies dem Sudelbuch K zugeordnet = K 310. Vgl. dazu E 377 und F 819)

16.

Ja den Begriff der Materie recht fest zu setzen. Wir eignen ihrem innern Raume Undurchdringlichkeit, Widerstand zu, bedenken aber nicht, daß dieses Alles Wirkungen von Kräften seyn können und müssen. Dieses führt vortrefflich auf die Kantische Darstellung. Es könnte also der Anfang einer Naturlehre gar gut so gemacht werden, daß man mit dem Bewußtseyn anfinge, alsdann zeigte, daß Alles was wir denken und empfinden bloßes Bewußtseyn der Modifikationen unsers Selbst sind u. s. w. Meditandum et tentandum.

(PhM 4, p. 136; von Promies dem Sudelbuch H zugeordnet = H 176)

17.

Anfang: Da unser Gemüt, worunter ich die ganze Summe aller unserer Anlagen (besser) verstehe ohne auf einen Unterschied zwischen Leib und Seele zu sehen (unser Erkenntnisvermögen) eigentlich das Werkzeug ist, von dessen Kenntnis alles abhängt, was wir hier betrachten werden: So kann es nicht schaden hier über dieses Werkzeug ein paar Worte zu sagen. Der Astronom beschreibt seine Instrumente. Hier ist der Mensch mit seinen Anlagen das Werkzeug und dieses beschreibt [man] in den gewöhnlichen Physiken nicht. Man setzt die Einrichtungen als bekannt voraus. – Aber die Meinungen hierüber sind verschieden, das ist es gibt mehrere Einrichtungen, und es ist ein Streit, welches die beste sei, oder eigentlich zu reden. Es gibt verschiedene Meinungen über die Einrichtung des Werkzeugs. Nun eine kurze Darstellung des Menschen nach seinen Anlagen. Innre und äußere Gegenstände.

(Sudelbuch L 799)

18.

Leitfaden bei einem zusammenhängenden Vortrage gemeinnütziger physikalischer Sätze, als Vorbereitung zu einer künftigen Wissenschaft der Natur. Dieses könnte der Titul eines Compendii über die Physik werden. In der Vorrede müßte freilich alles sehr erläutert werden. Der Weg, womit man alles so sehr von dem gemeinen Menschenverstand, einem sehr respektabeln Wesen, abzurücken sich bestrebt, gefällt mir, so sehr lobenswürdig er auch in mancher Rücksicht sein mag, in Wahrheit nicht. Der gemeine Menschen-Sinn ist meiner Meinung nach ein sehr respektabler Punkt auf der Stufenleiter unserer Kenntnisse, und hauptsächlich der Kräfte unsers Geistes im allgemeinen, daß man ihn wohl als einen Punkt betrachten kann, von dem seine Zählung anfängt. Über Anfangspunkt der Skalen findet kein Dispüt statt.

Die Frage ist hier bloß, von wo muß ich ausgehen im Jahr 1799. um den größtmöglichen Nutzen zu stiften. Folge ich dieser Regel nicht und wähle einen andern Anfangspunkt so gewinne ich vielleicht Einen guten spekulativen Kopf und verliere dagegen 100, die im 19ten Jahrhundert selbst dazu würden beigetragen haben eine Menge zu jenem einzigen zurück zu bewegen.

(Sudelbuch L 852)

19.

Bei dem Compendio ja die Winke nicht zu vergessen: was noch zu tun ist.

(Sudelbuch L 855)

Auszüge aus dem Briefwechsel zwischen Ludwig Christian Lichtenberg und Johann Christian Dieterich, Georg Christoph Lichtenbergs Compendium über die Physik betreffend

1.

Auch sein eigenes Compendium, worüber Er lesen wolte, und daß Erxlebische nicht mehr brauchen wolte, muß gröstentheils alles fertig seyn.

(Dieterich an L. C. Lichtenberg am 12. oder 13. März 1799 = Dieterich Nr. 9)

2.

Ich dächte, sein Physicalisches Compendium, köndten Sie für mich und dennen Erben zum besten wohl besorgen und bald in Ordnung bringen, da Er alles dazu aufgeschrieben, und nur in gehöriger Ordnung gebracht werden muß.

(Dieterich an L. C. Lichtenberg am 18. März 1799 = Dieterich Nr. 11)

3.

Was ferner das Compendium über die Physick betrift, dabey giebt es doch noch einiges zu bedencken. Mit vielem Vergnügen will ich die Arbeit übernehmen, wenn nichts dabey zu thun ist, als blos in Ordnung zu bringen. Solte aber das vorräthige M[anu]s[cri]pt, blos in gesammelten Aufsäzen, zur Erläuterung der §phen im Compendio bestehen, folglich der hauptsächlichste Theil, die Ausarbeitung, noch zurückseyn; da muß ich frey bekennen, daß weder ich, noch sonst iemand, etwas besondres herausbringen wird. Es wäre also nöthig mir einmal, wenigstens einen geringen Theil des M[anu]s[cri]pts, zuzusenden.

(L. C. Lichtenberg an Dieterich am 21. März 1799 = Dieterich Nr. 13)

4.

Sein Physicalisches Compendium, ist zusammen so ziemlich, aber weitläufftig, unter ein ander, und würd wohl daß erste, und beste seyn, so Sie mein lieber vornehmen und besorgen köndten, worum ich hertzlich bitte, solches mir bald zu Gönnen, und gernne bezahlen will.

(Dieterich an L. C. Lichtenberg am 30. März 1799 = Dieterich Nr. 14)

5.

Aus allem dem, was Sie mir von den hinterlassenen Papieren meines Bruders sagen, finde ich meine Vermuthung bestättigt, daß er vieles angefangen, und nichts beendigt hat; worüber ich ihm mehrmal meine Unzufriedenheit brüderlich zu erkennen gegeben habe, aber nie hat er mich einer Antwort, am wenigsten aber einer Auskunft deshalb gewürdigt. [...]

Auf das Compendium der Physik, soll bey Durchgehung der Schrifften ganz vorzüglich Rücksicht genommen werden; ob ich gleich sehr zweiffele, daß von diesem, so wie von allem andren, etwas vollständiges erhalten seyn wird. Leider! leider!

(L. C. Lichtenberg an Dieterich am 4. April 1799 = Dieterich Nr. 15)

6.

Ob ich zwar die Papiere meines Bruders nur erst durch das grobe Sieb gesichtet habe; so bin ich doch schon izt im Stande über ihren Werth entscheidend Rede und Antwort zu geben.

Was das neue Compendium der Naturlehre betrift; so scheint es mir dabey lediglich auf die Beantwortung folgender Fragen anzukommen.

1) hat mein Bruder einen mit den neuen Erfahrungen in der Physik bereicherten Erxleben herausgeben wollen oder hat er

2) die Absicht gehabt eine ganz neues Compendium auszuarbeiten?

Daß er das erste nicht gewolt hat beweisen seine oftern Klagen über das Erxlebensche Compendium und ganz entscheidend ein Brief an den Herrn Professor Gries [Kries], worin es heißt: Erxleben mag noch soviele mal neu aufgelegt werden als es wolle; so soll es immer heißen Sine me liber ibit in orbem. Er war also Willens ein neues Compendium auszuarbeiten. Da er nun neue Materialien dazu nicht erfinden konnte, so bestand das Wichtigste in der Form und dem Plan, wornach er die Materialien zu ordnen gedachte. Hierin allein würde das neue, und wie ich glauben darf, der HauptVorzug seiner Arbeit lediglich bestanden haben.

Diese seine eigentliche Absicht ist nun, wie ich aus seinen Papieren deutlich sehe, leider nicht mehr zu erreichen, denn von dem Plane, den er sich entworffen haben mag, findet sich kaum so viel, als hinreicht, ihn nur zu vermuthen.

Solte ein anderer, wenn gleich von allem Tadel freyer Plan untergeschoben werden; so wäre das verheißene Compendium doch das Lichtenbergische nicht mehr, und was wäre da nicht von widrigen Vorurtheilen zu befürchten. Indessen hoffe ich doch noch einen Weg auszufinden, den reichen Vorrath von Erklarungen, Urtheilen und Ansichten wovon, auch selbst von den erstern vielleicht nicht der tausendste Theil in einem Compendio hatte statt finden können noch dürffen, so zu nutzen, daß die Wittwe und [die] Kinder(n) dabey nicht leer ausgehen sollen. Da indessen noch alles zu unreif ist; so muß ich mir eine nähere Erklarung hierüber vorbehalten.

(Nachlaß X 13, Bl. 1)

Man würde also sehr irren, wenn man glauben wollte, daß schon ein Theil des Compendiums fertig gewesen wäre; vielmehr, da der Verfasser, nach mehr als zehnjährigen Vorbereitungen, auch nicht einen einzigen Paragraphen abgefaßt hatte, so ist sehr zu zweifeln, ob er mit dieser Arbeit zu Stande gekommen wäre, wenn er auch noch zehn Jahre länger gelebt hätte.

(Aus dem Vorbericht der Herausgeber zum vierten Bande von Georg Christoph Lichtenberg's physikalischen und mathematischen Schriften = PhM 4, p. XII)

Georg Christoph Lichtenberg

Zur Materie sowohl als der Form meines Compendii gehörige Bemerckungen

„... er hatte sich ein eigenes Buch gemacht, mit der Aufschrift: 'Zur Materie sowohl als der Form meines Compendii gehörige Bemerkungen' – Doch ist das meiste hiervon weißes Papier geblieben, und die wenigen Bemerkungen enthalten entweder literärische Notizen, oder kurze Fingerzeige für ihn, und sind nicht für das Publikum tauglich."[1]

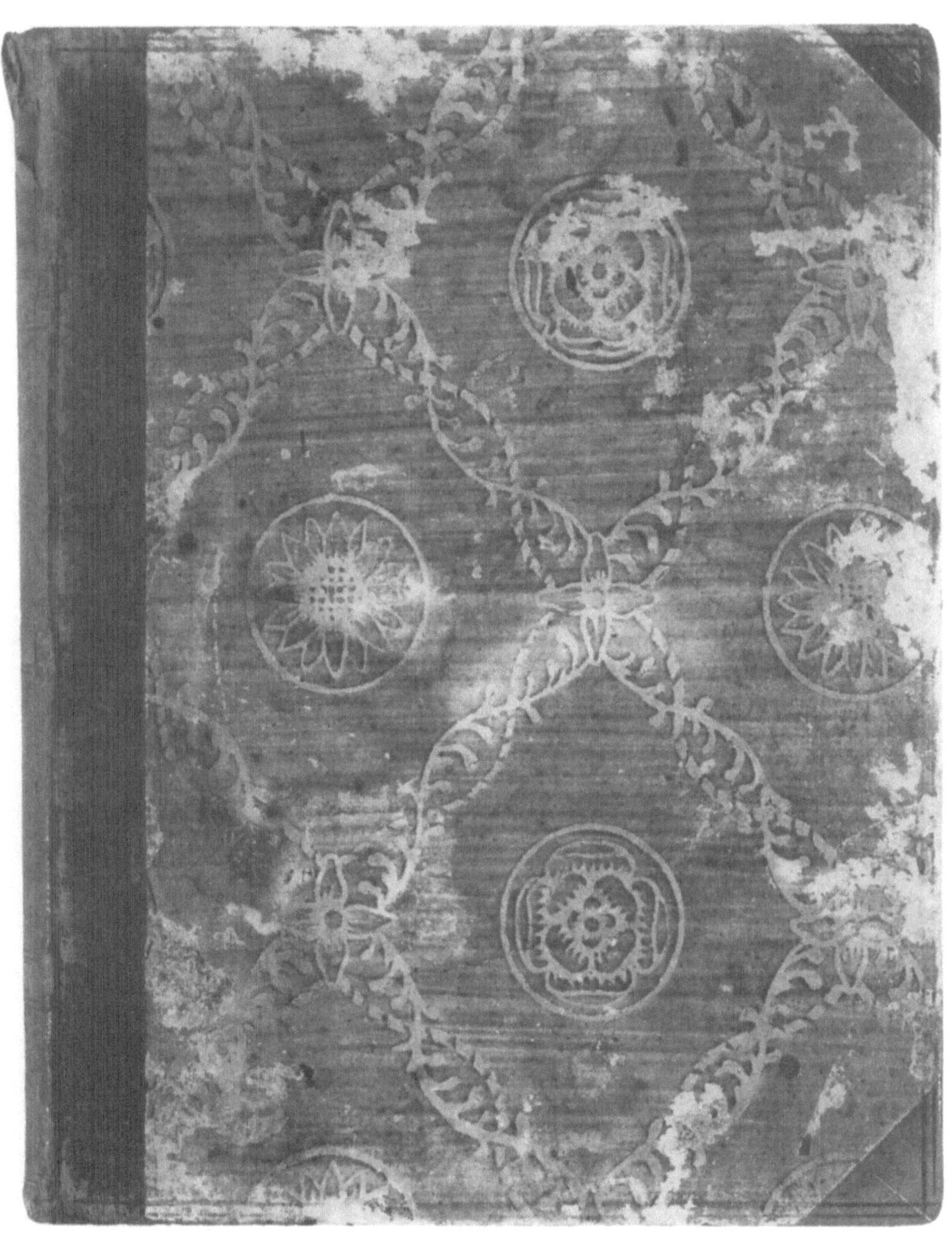

25

Zur Materie sowohl als der Form meines Compendii gehörige Bemerckungen.[2]

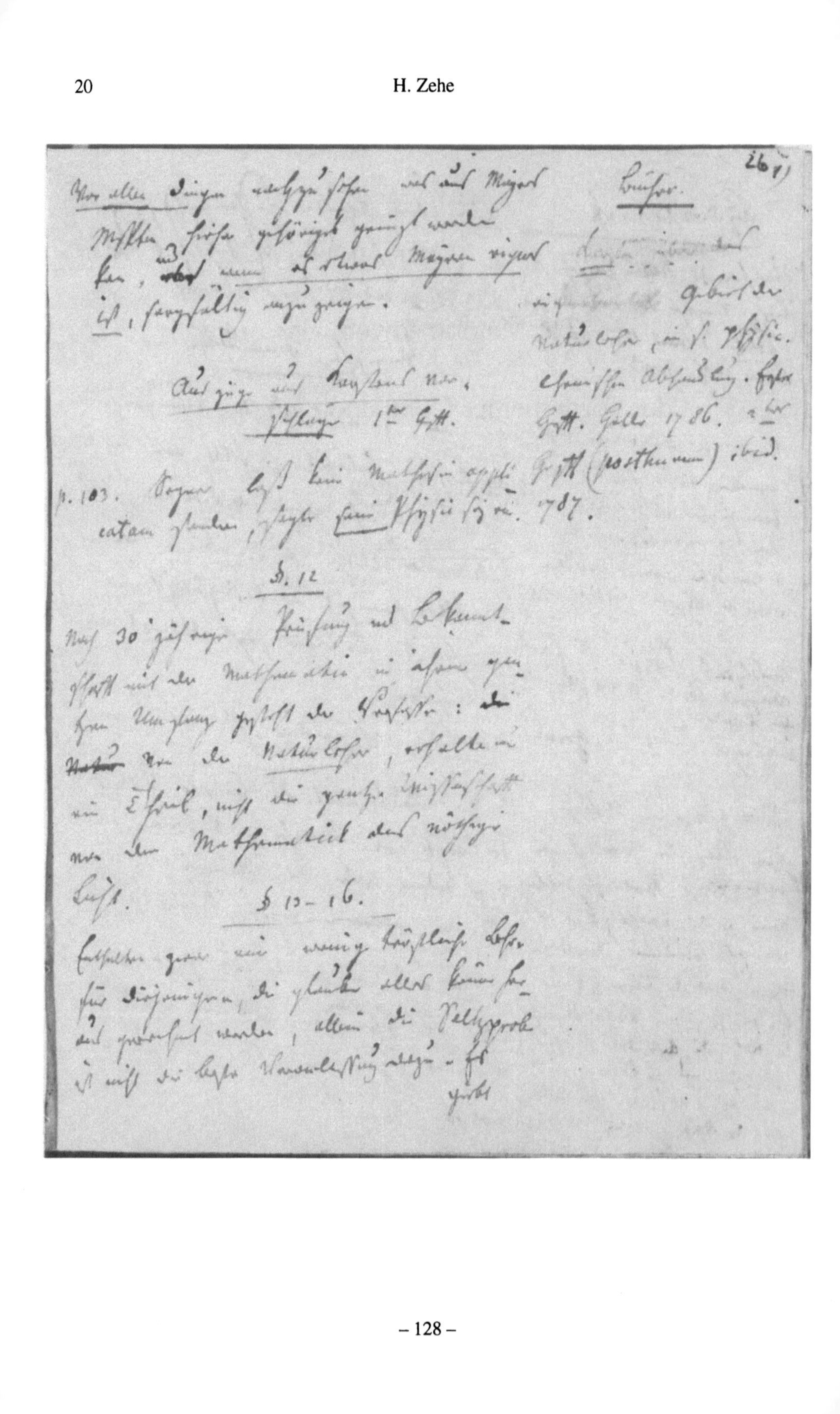

1) 26

Vor allen Dingen nachzusehen was aus Mayers M[anu]s[cri]pt[en][3] hieher gehöriges genuzt werden kan, <das[?]> {und} wenn es etwas Mayern eignes ist, sorgfältig anzuzeigen.

Auszüge aus Karstens Vorschlägen 1tes Hefft.[4]

p. 103. Segner laß keine Mathesin applicatam sondern, sagte seine Physic sey eine.[5]

§. 12

Nach 30 jähriger Prüfung und Bekanntschafft mit der Mathematic in ihrem gantzen Umfang gesteht der Verfasser: <die Natur> von der Naturlehre, erhalte nur ein Theil, nicht die gantze Wissenschafft von der Mathematick das nöthige Licht.[6]

§ 13-16.

Enthalten zwar eine wenig tröstliche Lehre für diejenigen, die glauben alles könne heraus gerechnet werden, allein die Saltzprobe ist nicht die beste Veranlassung dazu.[7] Es

giebt

Bücher.

Karsten über das eigenthümliche Gebiet der Naturlehre, in s. physic. chemischen Abhandlung. Erstes Hefft.[8] Halle 1786. 2tes Hefft. (posthumum) ibid. 1787.

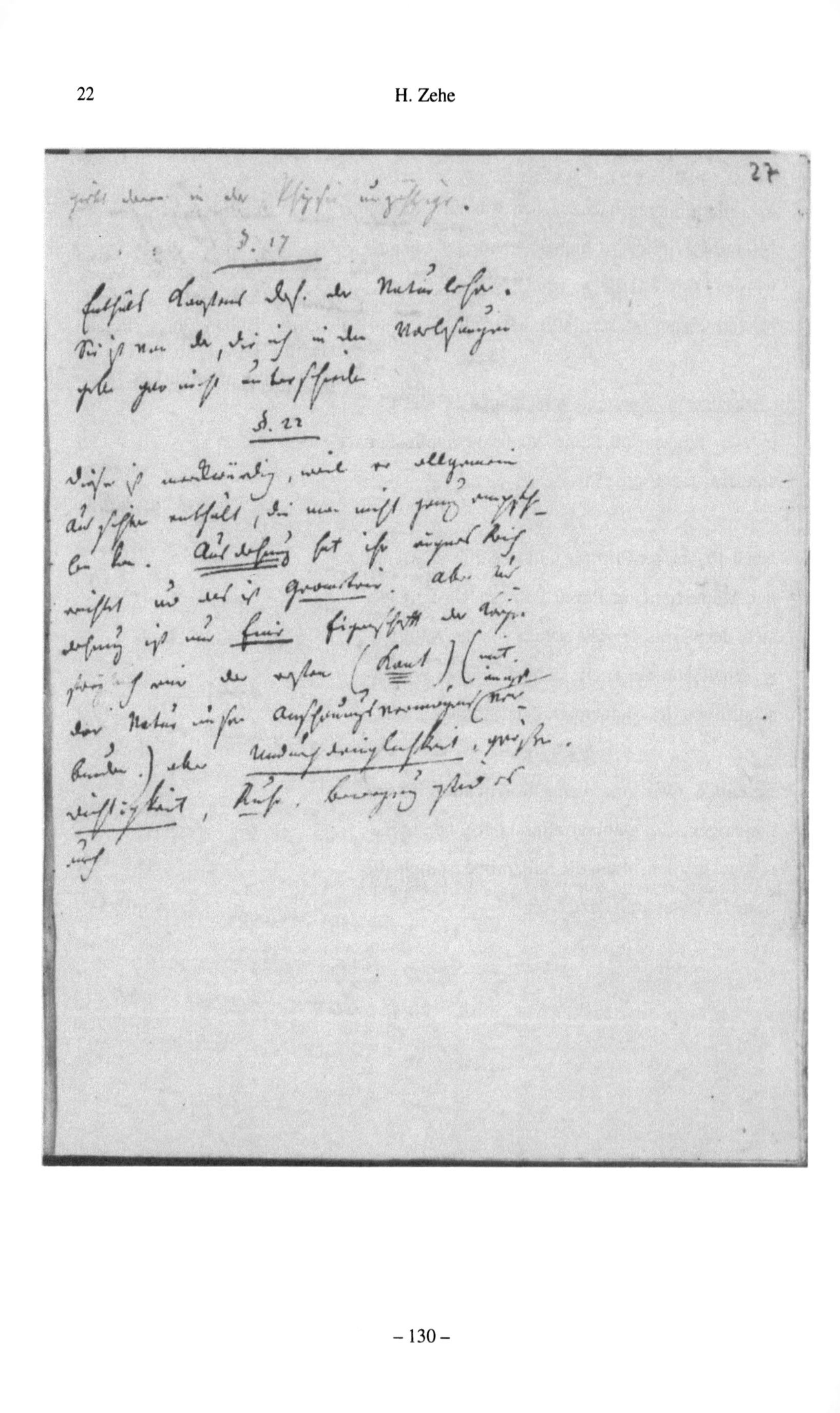

27

giebt davon in der Physic unzählige.

§. 17

Enthält Karstens Def. der Naturlehre. Sie ist von der, die ich in den Vorlesungen gebe gar nicht unterschieden.[9]

§. 22

Dieser ist merckwürdig, weil er allgemeine Aussichten enthält, die man nicht genug empfehlen kan.[10] Ausdehnung hat ihr eignes Reich errichtet und das ist Geometrie. Aber Ausdehnung ist nur Eine Eigenschafft der Körper freylich eine der ersten (Kant) (mit der Natur unser[es] Anschauungsvermögens {innigst} verbunden.[11]) aber Undurchdringlichkeit, größe, Dichtigkeit, Ruhe, Bewegung sind es auch

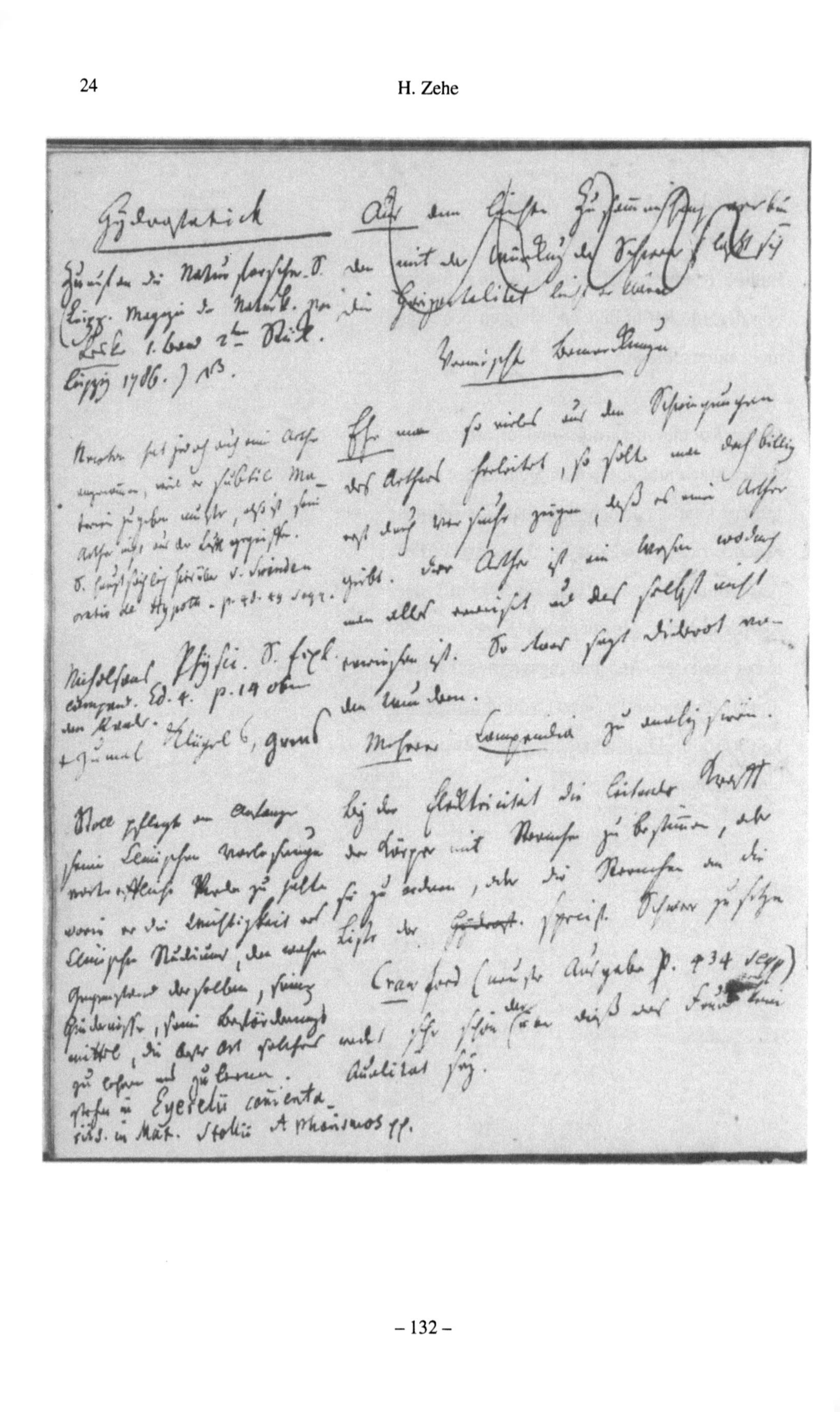

[26 v°]

Hydrostatick
Zuruf an die Naturforscher.[12] S. (Leipzg. Magazin der Naturk. von Leske 1. Band 2ten Stück. Leipzig 1786.) NB.

Newton hat jedoch auch einen Aether angenommen,[13] weil er subtile Materie zugeben muste, also ist sein Aether nicht aus der Lufft gegriffen. S. hauptsächlich hierüber v. Swinden oratio de Hypoth. p. 48. 49 seqq.[14]

Nicholsons Physic. S. Erxl. compend. Ed. 4. p. 14 oben am Rande.[15]

+ zumal Klügels [16], Grens

Stoll pflegte am Anfange seiner Clinischen Vorlesungen vortreffliche Reden zu halten worin er die Wichtigkeit des Clinischen Studiums, den wahren Gegenstand derselben, seine Hindernisse, seine Beförderungsmittel, die beste Art solches zu lehren und zu lernen. stehen in Eyerelii commentariis. in Max. Stollii Aphorismos pp.[17]

<Aus dem leichten Zusammenhang verbunden mit der Würckung der Schwere läßt sich die Horizontalität leicht erklären>

Vermischte Bemerckungen

Ehe[18] man so vieles aus den Schwingungen des Aethers herleitet, so solte man doch billig erst durch Versuche zeigen, daß es einen Aether giebt.[19] Der Aether ist ein Wesen wodurch man alles erweiset und das selbst nicht erwiesen ist. So etwas sagt Diderot von den Wundern[20].

Mehrere Compendia zu analysiren.

Bey der Elecktricität die leitende Krafft der Körper mit Sternchen zu bestimmen, oder sie zu ordnen, oder die Sternchen an die Liste der <Hydrost.> specif. Schwere zu setzen[21]

Crawford (neuste Ausgabe<)> {p. 434 seqq)} redet sehr schön {dar}über <die> {daß} das Feuer keine Qualität sey.[22]

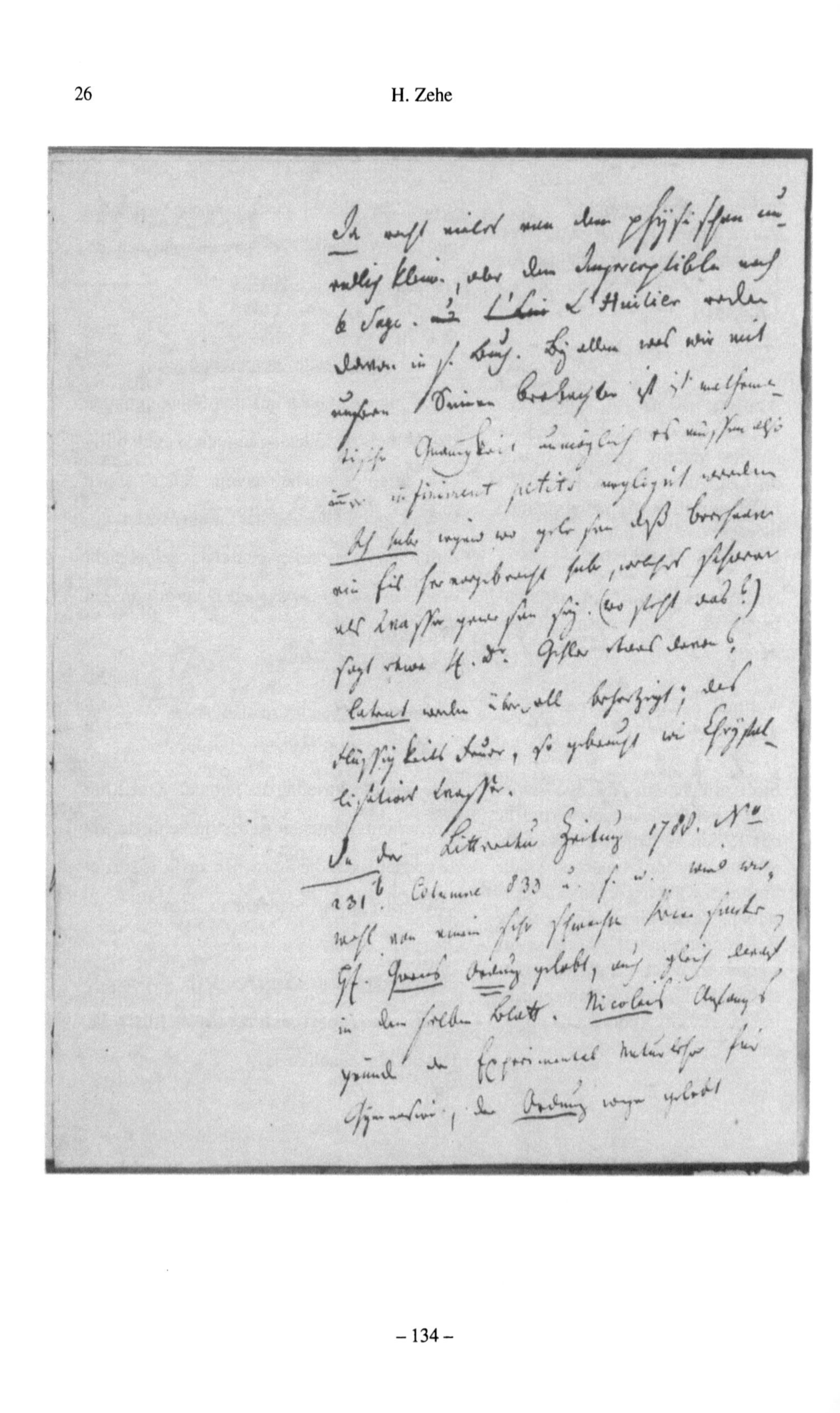

[27 v°]

Ja recht vieles von dem physischen unendlich kleinen, oder dem Imperceptibeln nach le Sage{.} <und l'Lui> L'Huilier reden davon in s. Buch.[23] Bey allem was wir mit unsern Sinnen beobachten ist ist mathematische Gnauigkeit unmöglich es müssen also immer infiniment petits negligirt werden

Ich habe irgend wo gelesen daß Boerhaave ein Eis hervorgebracht habe, welches schwerer als Wasser gewesen sey. (wo steht das?) sagt etwa HE. D^{r}. Gehler etwas davon?[24]

latent werden[25] überall behertzigt; das Flüssig-keitsFeuer, so gebraucht wie Chrystallisa-tionsWasser.[26]

In der Litteratur Zeitung 1788. № 231^{b}. Columne 833 u. s. w. wird wiewohl von einem sehr schwachen Recensenten,[27] HE. Grens Ordnung gelobt, auch gleich darauf in dem selben Blatt. Nicolais Anfangsgründe der Experimental Naturlehre für Gymnasien, der Ordnung wegen gelobt

[28 v°]

Ja, wo nicht jedem Paragraphe doch jedem Abschnitt Fragen anzuhängen über das, was noch vermißt wird.[29]

<Es muß jeden Liebhaber>

<Es ist angenehm zu sehen, wie <sich> in Deutschland der philosophische Staat vom despotischen abweicht, und allmählich sich dem politisch englischen nähert Oberhauß und Unterhauß verträgt mehr Vergleichung, als man Anfangs gedacht haben solte. Unterhauß: Versuche, Oberhauß Ratification der Vernunfft. Unterhauß: Versuche und Erfahrung. Oberhauß Zusammenhaltung. Dieses könte vielleicht noch allgemeiner gemacht werden, einsammeln und sortiren oder so etwas.>

besser gesagt NB.

cum grano salis.

Dieser M... sche Einfall[28] taugt gar nichts

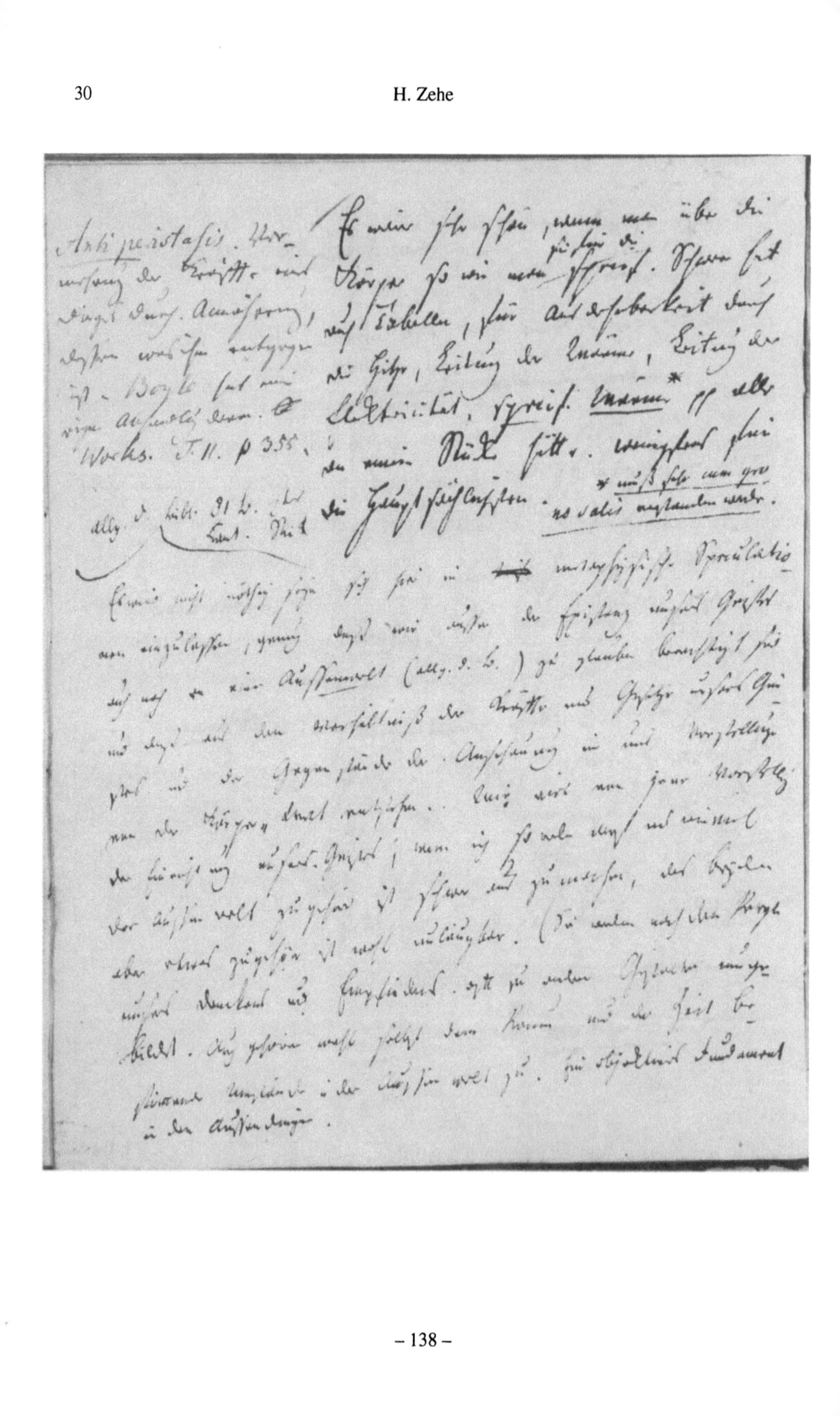

[29 v°]

Antiperistasis. Vermehrung der Kräffte eines Dinges durch Annäherung, dessen was ihm entgegen ist.[30] Boyle hat eine eigne Abhandlung davon. <O[pera]> Works. T. II p 355.

Es wäre sehr schön, wenn man über die Körper so wie man {sie für die} specif. Schwere hat[31] auch Tabellen, für Ausdehnbarkeit durch die Hitze[32], Leitung der Wärme, Leitung der Elecktricität, specif. Wärme {muß sehr cum grano salis verstanden werden.} pp alles an einem Stücke hätte.[33] wenigstens für die Hauptsächlichsten.[34]

{Allg. d. Bibl. 81 B. 2tes Stück}

{Kant[35] }

Es wird nicht nöthig seyn sich hier in <tiefe> metaphysische Speculationen einzulassen, genug daß wir ausser der Existenz unsres Geistes auch noch an eine Aussenwelt (allg. d. B.) zu glauben berechtigt sind und daß aus dem Verhältniß der Kräffte und Gesetze unsers Geistes und der Gegenstände der Anschauung in uns Vorstellungen von der Körper-Welt entstehen. Wie viel von jener Vorstellung der Einrichtung unsres Geistes, wenn ich so reden darf und wieviel der Aussenwelt zugehöre ist schwer aus zu machen, das beyden aber etwas zugehöre ist wohl unläugbar. (Sie werden nach den Regeln unsres Denckens und Empfindens offt zu andern Gestalten umgebildet. Auch gehören wohl selbst dem Raum und der Zeit bestimmende Umstände in der Aussenwelt zu. Ein objecktives Fundament in den Aussendingen.

[30 v°]

Was ich gegen Werner behauptet habe.[36]

Die Photometrie nicht zu vergessen. in Klügels Priestley kömmt alles was Lambert und Bouguer gethan haben umständlich vor.[37]

Vielleicht über das Licht folgende Distincktion

Das Licht, wenn es <sich> andern Körpern <nähert> <nahe genug gek> {nahe} kömt <sie zu berühren kan gantz> kan von seinem Weg abzuweichen genöthigt {werden} (inflexion) gantz zurückgeworfen werden[38] ohne Ordnung (weiß) gantz verschluckt (Schwartz<)> daher Wärme). Alles mit Ordnung zurückwerfen. (Spiegel) und so die übrigen Farben nach und nach abgezogen.[39]

Es ist ungemein schwer, und erfordert Kenntniß der <Zuhörer> {Welt} so wohl als seiner selbst, in allen Dingen {das gehörige <Maaß zu halten>} Maaß zu halten, um nicht eine Frucht zu gebähren, die die Monstrositäten des Vaters, hier starck und dort <gar nichts> schwach <oder gar nichts> an sich trägt. Wo man sich zu starck fühlt muß

man

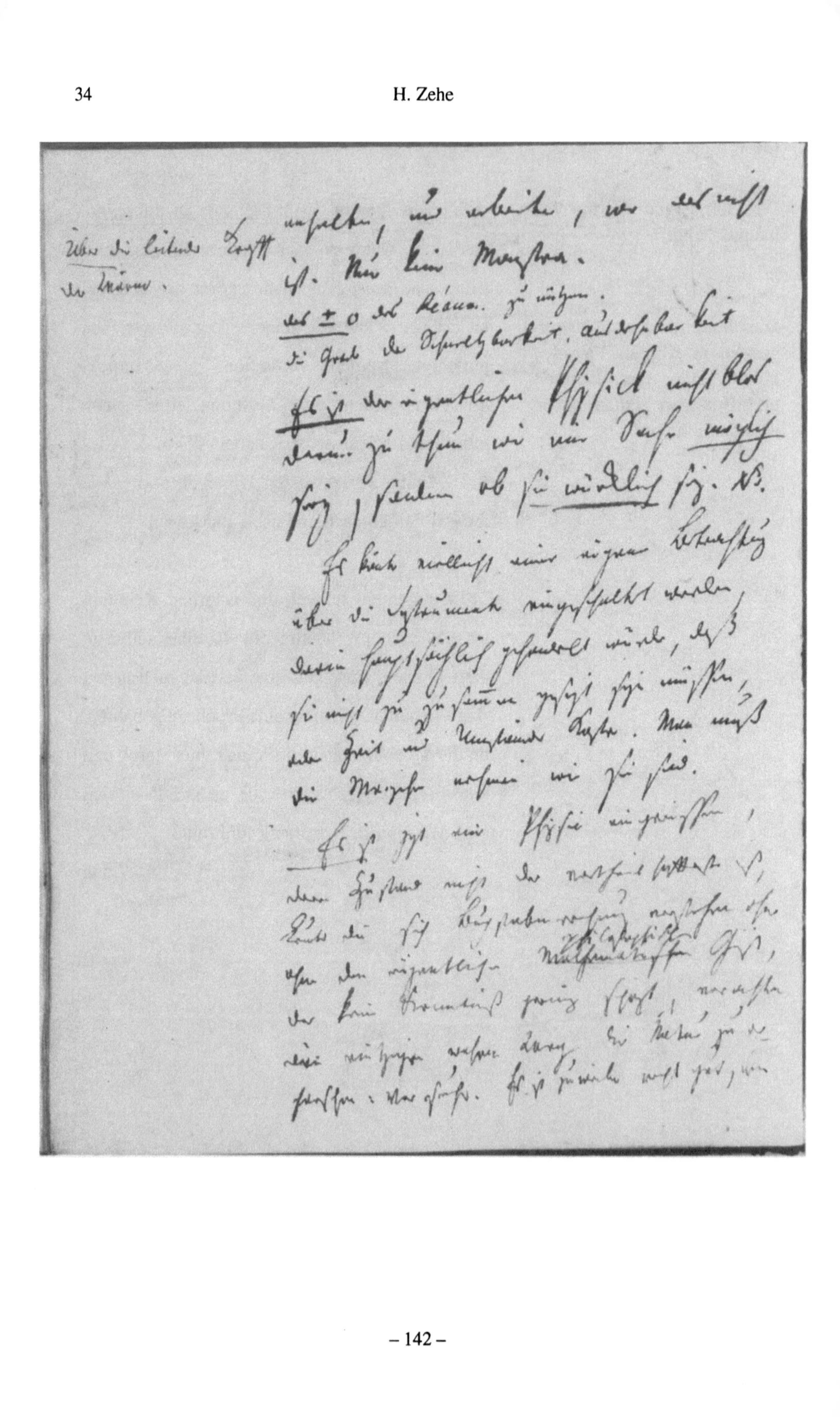

[31 v°]

Über die leitende Krafft der Wärme.[40]

anhalten, und arbeiten, wo das nicht ist. Nur keine Monstra.[41]

Das ± 0 des Réaum. zu nützen.[42]
Die Grade der Schmeltzbarkeit. Ausdehnbarkeit[43]

Es ist der eigentlichen Physick nicht blos darum zu thun wie eine Sache möglich sey, sondern ob sie würcklich sey. NB.[44]

Es könte vielleicht eine eigene Betrachtung über die Instrumente eingeschaltet werden, darin hauptsächlich gehandelt würde, daß sie nicht zu zusammen gesezt seyn müssen, oder Zeit und Umstände Kosten.[45] Man muß die Menschen nehmen wie sie sind.[46]

Es ist jezt eine Physic eingerissen, deren Zustand nicht der vortheilhaffteste ist, Leute die sich [auf] Buchstabenrechnung verstehen ohne ohne den eigentlichen <Mathematischen> {philosophischen} Geist, der keine Kenntniß gering schäzt, verachten <die> {den} eintzige{n} wahren Weg die Natur zu erforschen: Versuche.[47] Es ist zuweilen recht gut, denn

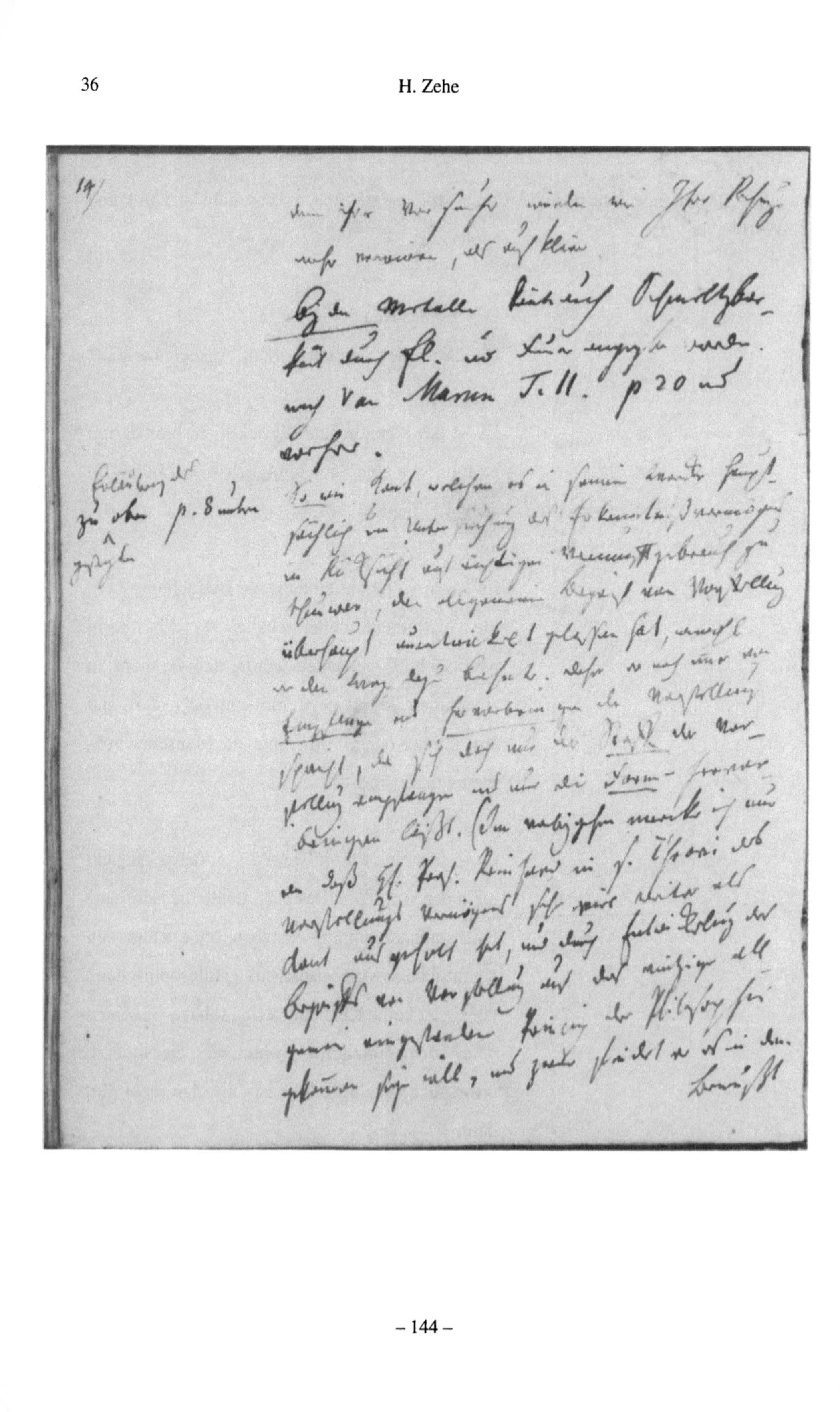

***14)* [32 v°]**

denn ihre Versuche würden wie Ihre Rechnung mehr verwirren, als aufklären.

Bey den Metallen könte auch Schmeltzbarkeit durch El. und Feuer angegeben werden. nach van Marum T. II. p 20 und vorher.[48]

{Erläuterung des} zu oben p. 8 unten {gesagten}

So wie Kant, welchem es in seinem Wercke hauptsächlich um Untersuchung des Erkenntniß-vermögens in Rücksicht auf richtigen Vernunfft-gebrauch zu thun war, den allgemeinen Begrif von Vorstellung überhaupt unentwickelt gelassen hat, wiewohl er den Weg dazu bahnte. Daher er noch immer von <u>Empfangen</u> und <u>hervorbringen</u> der Vorstellung spricht, da sich doch nur der <u>Stoff</u> der Vorstellung empfangen und nur die <u>Form</u> hervor-bringen läßt. (Im vorbeygehen mercke ich nur an daß HE. Prof. Reinhard[49] in s. Theorie des Vor-stellungs Vermögens sehr viel weiter als Kant aus-geholt hat, und durch Entwickelung des Begriffs von Vorstellung auf das eintzige allgemein einge-standene Princip der Philosophie gekommen seyn will, und zwar findet er es in dem

Bewußt

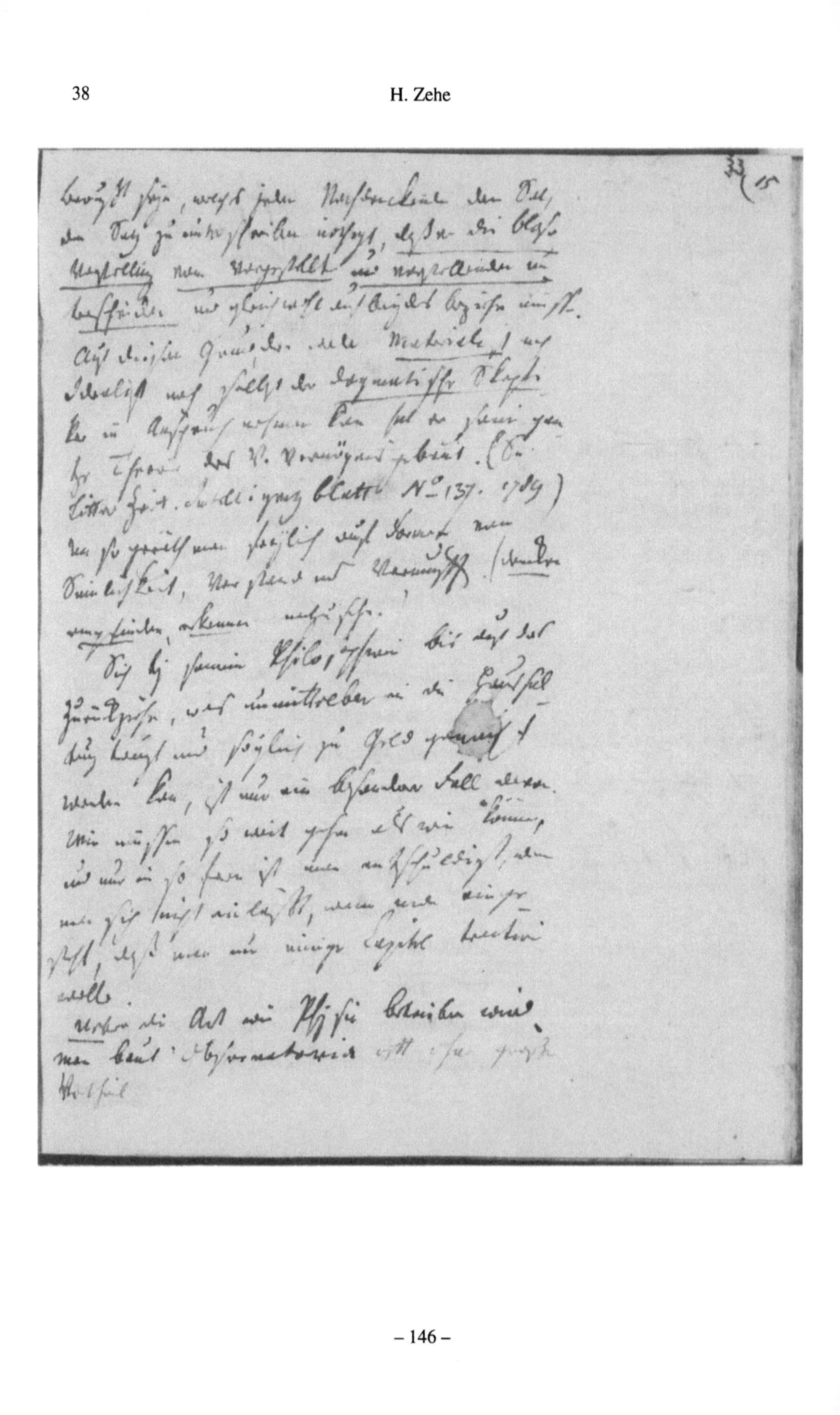

33 ***(15***

Bewußtseyn, welches jeden Nachdenckenden den Satz den Satz zu unterschreiben nöthigt, daß er die blose Vorstellung vom Vorgestellten und vorstellenden unterscheiden und gleichwohl auf beydes beziehen müsse. Auf diesen Grund, den weder Materialist noch Idealist noch selbst der dogmatische Skeptiker in Anspruch nehmen kan hat er seine gantze Theorie des V. Vermögens gebaut. (S. Litter Zeit. Intelligentzblatt № 137. 1789)[50] Un[d] so geräth man freylich auf Formen von Sinnlichkeit, Verstand und Vernunfft. (dencken empfinden, erkennen nachzusehn.)

Sich bey seinem Philosophiren bis auf das Zurückziehn, was unmittelbar in die Haushaltung taugt und sogleich zu Geld gemacht werden kan, ist nur ein besonderer Fall davon. Wir müssen so weit gehen als wir können[51], und nur in so fern ist man entschuldigt, wenn man sich nicht einläßt, wenn man eingesteht, daß man nur einige Capitel tractiren wolle.

Ueber die Art wie Physic betrieben wird. Man baut Observatoria offt ohne großen Vortheil[52]

16 [33 v°]

Man hat auf 20erley Erscheinungen in der Natur durch Elecktricität erklärt, und nur von einer eintzigen hat man überzeugende Beweiße.[54] Der unphilosophische Bertholon de l'Electricité des météores ist besonders glücklich in diesem heillosen Geschäffte.[55]

Siehe hierüber Seite 18.

Es ist <u>nicht</u> ausgemacht daß alle Materie gleich schwer ist ja es ist gar nicht einmal wahrscheinlich da wir schon an den elastischen Flüßigkeiten sehen, daß sie mehr deswegen beysammen bleiben, weil sie von einem dritten gezogen werden, als weil sie sich unter einander selbst ziehen.[56]

Vielleicht ist dieses eine Eigenthümliche Beschaffenheit der Elast. Flüssigkeiten.[53]

Auch könte es Cörper geben die von manchen gar nicht gezogen würden. Z. B. Cörper die gar nicht gegen unsere fallen würden, wenn kein Wasser in denselben enthalten wäre[57] und am Ende sehe ich gar nicht ein warum nicht die Lufft zuweilen stärcker drucken könne zu einer Zeit als zur andern, so wie die Magnet Nadel verschiedentlich abweicht, aus Veränderungen in unsrer Erde, könte ja wohl unsre Lufft zuweilen schwerer machen.[58] Barometer pp.

cum grano salis intelligendum

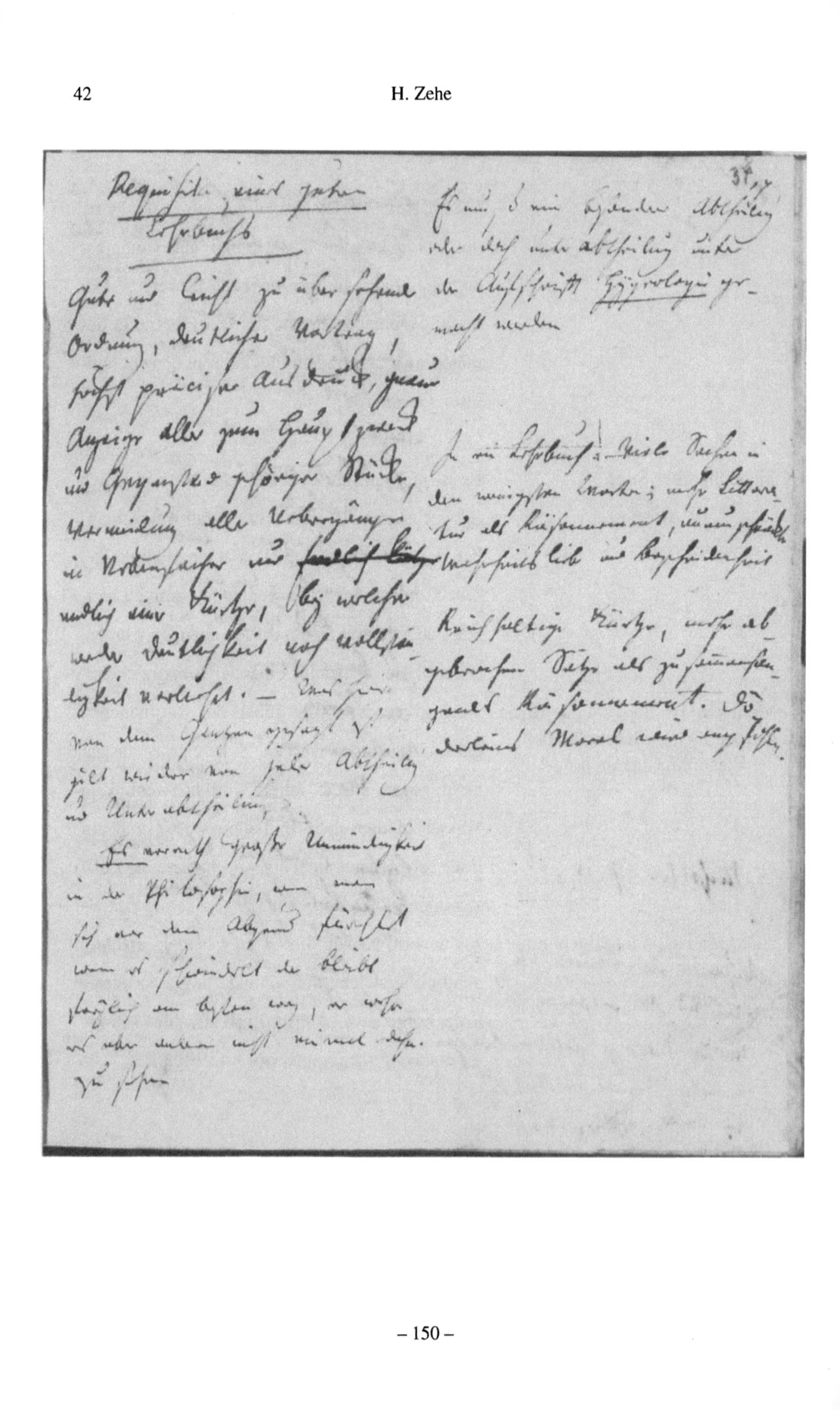

34 *17*

Requisiten eines guten Lehrbuchs

Gute und leicht zu übersehende Ordnung, deutlicher Vortrag, höchst präciser Ausdruck, gnaue Anzeige aller zum Hauptzweck und Gegenstand gehöriger Stücke, Vermeidung aller Uebergänge in Nebenfächer und <Endlich kürtze> endlich eine Kürtze, bey welcher weder Deutlichkeit noch Vollständigkeit verliehrt.[59]– Was hier von dem Gantzen gesagt ist gilt wieder von jeder Abtheilung und Unterabtheilung.

Es verräth große Unmündigkeit in der Philosophie, wenn man sich vor dem Abgrund fürchtet[60] wem es schwindelt der bleibt freylich am besten weg, er wehre es aber andern nicht einmal dahin zu sehen

Es muß eine besondere Abtheilung oder doch unter Abtheilung unter der Aufschrifft Hygrologie gemacht werden[61]

In ein Lehrbuch: Viele Sachen in den wenigsten Worten; mehr Litteratur als Räsonnement, unumschränckte Wahrheitsliebe und Bescheidenheit[62]

Reichhaltige Kürtze, mehr abgebrochene Sätze als zusammenhangendes Räsonnement. Döderleins Moral wird empfohlen.[63]

16.

[illegible]

Nicholson. p. 15, 16.

[illegible]

18. **[34 v°]**

Eigentlich ist [es] doch nur blos die Trägheit, wodurch wir von der verhältnißmäßigen Menge der Materie in einem Körper Begriffe bekommen. <Blo> Denn wer will mir geometrisch beweisen, daß in einem Cubic Fuß Lufft nicht eben so viel Materie vorhanden sey, als in einem Cub Fuß Gold. <Warum> {Daß} wir dieses nicht glauben rührt blos daher, daß es uns leichter ist zu begreifen, daß wegen der Porosität der Körper ihr Volumen nicht das Maas der Menge der Materie seyn könne, als {daß} die Trägheit der lezten Theilchen der Materie veränderlich seyn können.

Nicholson. p. 15, 16.[64]

Auch nimmt die Schwere ab wie das □ der Entfernung zunimmt. Wo der Mond ist[65] fällt ein Körper in einer Secunde nur durch $\frac{15}{60 \cdot 60}$ Pariser Füße – völlig = 0,6'''

Man solte sagen: alle Materie ist gleich Träg, und nicht, alle Materie ist gleich schwer, denn die Schwere könnte etwas äusseres seyn.[66]

In meinem Compendio mich des Nicholsischen Beweißes vom Hebel zu bedienen,

wenn

35

wenn anders der Beweiß sich nicht auf Voraussetzungen gründet, die zu wenig geometrische Stärcke besitzen.[67]

Fontenelle: J'ai toujours taché de m'entendre.[68]

Ob Gedancke die Ursache der Bewegung, oder die Bewegung Ursache des Gedanckens sey, die ausserste Gränze des Theismus oder Atheismus geht uns hier nichts an.[69]

Ja von der Fata Morgana.[70] Woltmanns Gedancken und Beobachtungen davon stehen in den hiesigen gel. Anz. 1796. May 1796. S. 809.[71] In meinen Excerpten steht vieles[72]

Weiter unten ist noch ein einziges Blatt, das als hierher gehörig angesehen werden kan.[73]

Anmerkungen

[1] Die Herausgeber von Lichtenbergs 'Vermischten Schriften' im Vorbericht zu deren neuntem und letzten Band (VS 9 = PhM 4, pp. XI f.).

[2] Die Notizen zum Compendium stehen auf den Blättern 25-35 eines 85 Bll. starken Bandes aus dem Lichtenberg-Nachlaß der Göttinger Bibliothek. (Nachlaß VII F 1: Halblederband, etwa 21·16 cm; Deckel mit rotem Papierbezug und Lederecken. Blattzählung von fremder Hand; Blatt 26 und die Blätter 32-34 von Lichtenberg mit Seitenzahlen versehen (Bl. 26r = p. 1; Bll. 32v.-34v. = pp. 14-18). Titel auf Bl. 25, Ende der Notizen auf Bl. 35r.; Bll. 26, 27, 33, 34 beidseitig beschrieben, Bll. 28-32 nur auf der Rs., die meisten Bll. zunächst nur zu etwa zwei Dritteln ihrer Breite, im restlichen Drittel Ergänzungen oder Literaturhinweise. Bll. 29v., 30v. Randstriche, Bl. 35r. Notizen von Ludwig Christian Lichtenberg mit roter Tinte.)
Das Erscheinungsdatum der notierten Literatur fällt nur für ein Buch und ein Journal in die Zeit nach 1789; mehr als die Hälfte der Bücher und die übrigen Journale sind in den Jahren zwischen 1786 und 1789 erschienen. Aus dieser Zeit stammen gewiß auch die meisten Aufzeichnungen zum Compendium; nach Lichtenbergs schweren Krankheit im Wintersemester 1789/90 ist kaum noch etwas hinzugekommen. Die Absicht, ein Compendium zu schreiben, hat Lichtenberg gleichwohl nicht aufgegeben, das belegen allein schon die Sudelbuchnotizen aus dem letzten Lebensjahr.

[3] Das hat Lichtenberg z. B. in einem Zusatz zum § 709 des 'Erxleben' getan, wo er Mayersche Manuskripte verwertet hat. - Über das Schicksal der wissenschaftlichen Manuskripte Johann Tobias Mayers und über Lichtenbergs Beziehung zu ihnen kann man sich aus dem Pro Memoria für das Geheime Rats-Kollegium zu Hannover (Bw 1, Nr. 136) und aus zwei Briefen an Johann Heinrich Lambert (Bw 1, Nr. 202 und Nr. 239) unterrichten. (Vgl. aber auch: Eric G. Forbes. Georg Christoph Lichtenberg and the *Opera inedita* of Tobias Mayer = Annals of Science 8 (1972) 31-42.)
NB. Alle in Lichtenbergs 'Bemerckungen' aufgeführten Personen sind im Personenverzeichnis mit einem * gekennzeichnet, wie z. B. MAYER*, Johann Tobias.

[4] Vgl. Anmerkung 8.

[5] Auf Seite 103 f. berichtet Karsten über Segner: „er hat gewöhnlich keine besondre Lehrstunden unter dem Nahmen Mathesis Applicata gehalten, sondern oft geäussert, seine Physik sey nichts anders als Mathesis Applicata".

[6] „während eines Zeitlaufes von ohngefehr dreissig Jahren", schreibt Karsten im § 12, „habe ich mit der Wissenschaft in ihrem ganzen Umfange mich bekannt machen, also auch aus eigener Erfahrung lernen können, wie weit die Mathematik auf dem Wege zur Kenntniß der Natur fortführe. Ich wiederhohle es, daß keine Wissenschaft mich mehr, als die Mathematik befriediget habe: nach dem Begriff aber, welchen ich mir von Naturlehre oder Naturwissenschaft mache, [...] erhält nur ein Theil davon, nicht die ganze Wissenschaft, von der Mathematik das nöthige Licht".

[7] In den §§ 13-16 erzählt Karsten, daß er sich am Anfang seiner Rostocker Lehrtätigkeit außerstande sah, ein Gutachten über die Qualität des mecklenburgischen Kochsalzes zu erstellen, weil ihm chemische Kenntnisse fehlten und die mathematischen ihm nicht weiter halfen.

[8] Der Anlaß zu Karstens Untersuchung ist eine Preisfrage der in Leipzig ansässigen Fürstlich Jablonowskischen Societät der Wissenschaften vom Jahre 1781, deren Wortlaut Karsten im § 1 seiner Untersuchung zitiert:
„'Wie weit erstreckt sich das eigenthümliche Gebiet der Naturlehre? wo verlaufen sich ihre Gränzen mit denen der angewandten Mathematik, der Chymie und Naturgeschichte? Kann ein System der Naturlehre, worin ausser Lehrsätzen, wenn dergleichen nöthig sind, keine fremde Sätze mit eingemischt werden, schon jetzt für sich bestehen und ein Ganzes ausmachen? Die Societät wünscht, daß man ihr bey Beantwortung dieser Fragen zugleich einen Plan eines solchen physischen Lehrbuches, nebst einer Probe der Ausführung, mit Anführung der nöthigen Versuche, vorlege.'"

[9] Die §§ 17-60 der Untersuchung Karstens befassen sich mit den Fragen „Was ist Naturlehre? und was ist angewandte Mathematik?" - wobei sich Karsten vor allem mit der von der Societät preisgekrönten Schrift 'Super quaestionibus de philosophiae naturalis ambitu, limitibus, et systemate' des Breslauer Gymnasial-Professors Johann Ephraim Scheibel (1736-1809) kritisch auseinandersetzt, sich aber auch mit einschlägigen Werken Kästners und Klügels befaßt. In dem von Lichtenberg angeführten § 17 schreibt Karsten:
„Wenn ich voraussetzen darf, daß die Naturlehre eine philosophische Wissenschaft sey; so wird sie sich von andern philosophischen Wissenschaften nur in Ansehung der Sachen unterscheiden, von welchen sie Unterricht geben soll, nicht in Ansehung

der Lehrmethode. Sie hat ihren Nahmen von dem Worte Natur, einem Worte, das zwar in einem sehr allgemeinen Sinne gebraucht wird, weil man auch von der Natur eines Geistes, selbst von der Natur Gottes zu reden gewohnt ist, hier aber im besondern Sinne die Natur der Körperwelt bezeichnet. Diesem Sprachgebrauch gemäß dürfte es also wohl eine zwar kurze aber doch richtig zutreffende Erklärung seyn, wenn ich hiemit festsetzte: die Naturlehre sey eine philosophische Wissenschaft von der Natur der Körperwelt. Vielleicht wird man auch noch eine Erklärung von dem Worte Natur fodern: allein es ist sehr bekannt, daß die Natur einer Sache überhaupt nichts anders sey, als der Inbegriff aller derjenigen Eigenschaften einer Sache, die ihr so nothwendig zukommen, daß keine fehlen kann, wenn sie nicht aufhören soll, diese Sache zu seyn: es verstehet sich also von selbst, daß zur Natur der Sache auch alles dasjenige gehöre, was in jenen Eigenschaften gegründet ist. Etwas vollständiger könnte also die Erklärung so gefasset werden: die Naturlehre sey eine philosophische Wissenschaft von der Natur der Körperwelt, und den darin gegründeten Gesetzen, nach welchen die Begebenheiten in der Körperwelt erfolgen".

Für Lichtenberg ist (nach Gamaufs Zeugnis) „P h y s i k, im allgemeinsten S i n n e [...] d i e W i s s e n s c h a f t, oder besser, e i n I n b e g r i f f d e r K e n n t n i s s e v o n d e n E i g e n s c h a f t e n d e r K ö r p e r" (Gamauf 1, pp. 1 f.); in eingeschränkterem Sinne „I n b e g r i f f d e r K e n n t n i s s e, v o n d e n a l l g e m e i n s t e n E i g e n s c h a f t e n d e r K ö r p e r ü b e r h a u p t s o w o h l, a l s d e r b e s o n d e r n, u m d i e E r s c h e i n u n g e n o d e r V e r ä n d e r u n g e n i n d e r W e l t m a s c h i n e z u e r k l ä r e n – d i e o r g a n i s c h e n a u s g e n o m m e n" (Gamauf 1, p. 8).

[10] „Undurchdringlichkeit", heißt es im § 22, „grössere oder geringere Dichtigkeit, Theilbarkeit sind eben so, wie die Ausdehnung sinnlich erkannte allgemeine Eigenschaften der um uns her befindlichen körperlichen Materien. Die sinnlichen Begriffe von Ruhe und Bewegung, die Erfahrungen vom Druck, oder wenn kein Hinderniß vorhanden ist, von den Bewegungen, welche wir uns als Wirkungen einer eigenen Ursache unter dem Nahmen der Schwere vorstellen, oft aber auch andern Ursachen zuschreiben, haben auf die Begriffe von Trägheit und Kraft geleitet. Ferner war die Bemerkung leicht zu machen, daß bald mehr, bald weniger, ja bey manchen Materien eine kaum merkliche Kraft nöthig sey, die Verbindung der materiellen Theile zu trennen, und so verfiel man auch leicht auf die allgemeine Eintheilung der Materien in feste und flüssige, da dann übrigens die Festigkeit grösser oder geringer ist, nachdem mehr oder weniger Kraft erfordert wird, die Trennung der Theile zu bewirken. Die weitere Betrachtung dieser allgemeinen Eigenschaften, in wiefern sie mit Hülfe der Rechenkunst und Geometrie angestellet werden kann, errichtet wiederum unter dem Nahmen der mechanischen Wissenschaften eben so gut ihr eigenes Reich, als die Betrachtung der Ausdehnung unter dem Nahmen der Geometrie [...] ihr eigenes Reich errichtet".

[11] „Ausdehnung ist [...] Form der äußern Sinnlichkeit; nothwendige Bedingung, unter welcher wir etwas Aeusseres anschauen; nach Kant (s. dessen Aesthetik)", heißt es in dem von Lichtenberg häufig konsultierten 'Wörterbuch' von Schmid.

[12] Im Sudelbuch J hat sich Lichtenberg unter der Rubrik „Bücher anzuschaffen oder doch zu lesen" u. a. notiert: „<Ja zu lesen! Zuruf an die Naturforscher im Leipziger Magazin der Naturkunde von Leske 2tem Stück. Leipzig 1786. NB.>" (SB 1, p. 649). - Der (nicht ermittelte) Verfasser versucht, die verschiedenen Bedeutungen des Begriffs Natur zu definieren und daraus eine Einteilung der Wissenschaften zu gewinnen, die in ihrer Gesamtheit das ausmachen, was man Naturwissenschaft nennt. Er bemängelt „das isolirte Studium dieser und jener jezt genannten Wissenschaften, ohne Hinsicht auf die grosse Naturwissenschaft, deren Theile jene sind, und nur in ihrer genauesten Verbindung diese Wissenschaft darstellen. Nur der", so fordert er, „welcher in solcher Verbindung jene einzelne Wissenschaften zu erlernen sucht, sollte ein Naturforscher heissen, und nur der, welcher menschenmöglichst diese einzelne Wissenschaften sich zu eigen gemacht hat, sollte ein Naturkundiger heissen" (Magazin, p. 144).
NB. Die Überschrift „Hydrostatick" gehört zu dem rechts von ihr stehenden, von Lichtenberg getilgten Text.

[13] „Newton hat auch einmal ätherisirt, aber der große Mann sah wohl, daß der ganze Bettel nichts werth war, und ließ Alles aus dem Wercke weg, worauf er seine Unsterblichkeit gründete. Ja er hatte, welches vielleicht nicht jederman bekannt ist, lange vor Eulern, wiewohl geraume Zeit nach dem Aristoteles, der die Meinung schon hat, das Licht durch Schwingungen des Ethers erklärt, aber diese Lehre that ihm kein Gnüge und er verließ sie. In seinem unsterblichen Werck aber bleibt er blos bey dem Quid stehen, von dem Quomodo sagt er: Hypotheses non fingo" - so Lichtenberg in seinem Brief an Georg Friedrich Werner (Bw 3, Nr. 1641, p. 596). - Newton hat 1675 der Royal Society eine Aetherhypothese, die 'Hypothesis', zur Erklärung von Licht und Farben vorgelegt, dabei aber von Anfang an betont, daß er solcherlei Hypothesen wenig Wert beimesse und weder diese noch eine andere für wahr halte. Newtons Äther ist kein homogenes Medium, sondern zusammengesetzt, „partly of the main phlegmatic body of aether, partly of other various aethereal spirits, much after the manner, that air is compounded of the phlegmatic body of air intermixed with various vapours and exhalations: for the electric and magnetic effluvia, and gravitating principle, seem to argue such variety" (Hypothesis, p. 250). Das Licht ist in dieser Hypothese weder mit dem Äther identisch, noch besteht es in dessen Vibrationen; es ist vielmehr ein nicht näher definiertes Etwas, das aus Strahlen besteht, die von den leuchtenden Körpern ausgehen. Beugung, Brechung, Reflexion und prismatische Zerlegung des Lichts lassen sich unter diesen Voraussetzungen als Folge von Wechselwirkungen dieser Strahlen mit dem Äther erklären.

In seiner ‘Optik’ ist Newton noch einmal auf die Ätherhypothese zurückgekommen und hat sie von der zweiten Auflage an in der Form hypothetischer Fragen unter die 31 „quaestiones“ aufgenommen, die er an das dritte Buch angehängt hat und in denen er die Dinge erörtert, „quae adhuc investigandae restant, circa lumen circaque effectus quos id obtinet in corporibus naturalibus“ (Optice, p. 330). Auch hier gibt es eine Wechselwirkung zwischen Licht und Äther: Teile des Lichts erregen in dem zwischen den Körpern befindlichen Äther Schwingungen, die sich aber rascher ausbreiten als das Licht selbst. Licht und Materie wirken nicht unmittelbar aufeinander ein, sondern nur durch den Äther als vermittelndes Agens. Während Newton in den Fragen 18-24 über die Existenz des Äthers spekuliert, trägt er in den Fragen 27 und 28 alles zusammen, was gegen die Existenz des Äthers spricht. Im Scholium generale der ‘Principia’ hat er solche Hypothesen grundsätzlich verworfen: „Quicquid enim ex phaenomenis non deducitur“, heißt es dort, „*hypothesis* vocanda est; & hypotheses, seu metaphysicae, seu physicae, seu qualitatum occultarum, seu mechanicae, in *philosophia experimentali* locum non habent“.

[14] Die ‘Oratio’ ist van Swindens Antrittsvorlesung am Athenaeum in Amsterdam. Van Swinden erörtert dort, welchen Gebrauch Descartes, Huygens und vor allem Newton von Hypothesen gemacht haben.
Auf den von Lichtenberg angegebenen Seiten vergleicht v. Swinden die Haltungen Descartes und Newtons, und betont, daß Newton auf Grund experimenteller Erfahrungen ein ätherisches Medium postuliert habe; v. Swinden führt die einschlägigen Passagen aus der ‘Hypothesis’ und aus der ‘Optik’ an und schreibt zu Newtons Vorgehen: „In quâ procedendi methodo solertissimum cernere mihi videor Physicum, qui prudenter conjectando id probabilitate quâdam asequi conatur, quod sensibus explorare, certoque cognoscere, ipsi non licet“ (Oratio, p. 48).

[15] Vgl. die Eintragung Lichtenbergs im sogenannten Goldpapierheft (GH): „Ja aus England kommen zu lassen Nicholson’s Treatise on natural philosophy welchen Crawford. p. 205 der neuen deutschen Übersetzung anführt, ist schon deutsch da. Siehe mein neustes Compendium p. 14 oben am Rande“ (GH 47). - In Lichtenbergs Handexemplar der vierten Auflage des ‘Erxleben’ steht auf Seite 14 oben am Rande: „An introduction to natural philosophy illustrated with copper plates by Will. Nicholson London 1782 deutsch mit Anmerckungen und Zusätzen v. M. Aug. Fried. Lüdicke 2 Bände gr. 8. Leipzig 1787. Die Noten enthalten viel gutes (Literatur Zeit. 1787 N° 222.[b] S. 698.)“
Der (nicht ermittelte) Rezensent der Allgemeinen Literatur-Zeitung schreibt über die deutsche Ausgabe von Nicholsons Compendium: „Es herrscht darinn, wie man denken kann, vorzüglich die Newtonsche Physik; und dies hat den Hrn. Uebersetzer veranlaßt, so wohl in den Zusätzen, [...] als auch in den Noten, alles dasjenige beyzubringen, was man auf andere Art als Newton, zu erklären gesucht hat, wohin

z. B. die Eulerische Theorie vom Licht gehört. Ueberdies hat er aber auch alles, was seit Erscheinung des Originals erst bekannt geworden ist, [...] oder was uns auf deutschem Boden mehr als den Engländer auf dem seinigen interessirt, z. B. den Kästnerischen Beweis vom Hebel etc. mitgenommen, nicht weniger auch häufige Interpretationen des Originaltextes und andere zur mehrern Aufklärung und Vollständigkeit des Werks gehörige Sachen eingewebt und sich dadurch als einen belesenen und richtig urtheilenden Physiker gezeigt. [...] Das Werk selbst ist nicht zu einem akademischen Lehrbuch bestimmt, enthält deshalb auch weit mehr, als man in dergleichen Kompendien anzutreffen pflegt und hat ohngefähr mit des seel. *Karstens Anleitung zur gemeinnützigen Kenntniß der Natur* einerley Absicht" (Literatur-Zeitung, Sp. 698).
NB. Daß sich Lichtenberg nicht des englischen Originals, sondern der deutschen Übersetzung bedient, hat wohlerwogene Gründe. In der Vorrede zur dritten Auflage des 'Erxleben' schreibt er: „gewiß wird der Leser allemal bey den Uebersetzungen, die ich angeführt habe, gewinnen. Die physikalischen Schriften der Ausländer haben sehr oft bey uns das Glück, das sie bey andern Nationen selten haben, nemlich von Männern übersezt zu werden, die selbst bessere Originale hätten schreiben können. Ich nenne hier niemanden, aber die Sache an sich selbst leidet keinen Zweifel. Ja, was hier Erwähnung verdient, ist: Ausländer selbst haben dieses bemerkt. Ich weiß, daß nunmehr Engländer und Italiäner das Deutsche erlernen, aus der löblichen Absicht, das beste, was in Europa in der Physik geschrieben wird, lesen zu können" (Vorrede, p. XXVII). - Tempora mutantur.

[16] Klügels Compendium ist „dem Herrn Hofrath Lichtenberg in Göttingen" gewidmet. Am 18. Mai 1792 schreibt Klügel: „Den hiebey angeschlossenen Versuch über die Naturlehre empfehle ich Ihrer genauern Beurtheilung. Ich hoffe, Sie werden in Rücksicht auf den Verfasser diese Schrift mit mehrerm Interesse betrachten, als sie sonst vielleicht für Sie haben würde. [...] Daß ich Sie zum Gevatter meines gelehrten Kindes gebeten habe, werden Sie als einen Beweis meiner freundschaftlichen Hochachtung ansehen. Ich bitte, sich Ihres Pathen, als ein guter Gevatter anzunehmen und für sein Fortkommen zu sorgen" (Bw 3, Nr. 2093).

[17] Lichtenberg meint Stolls „prooemia ad praelectiones clinicas", die in den 'commentariis' von Eyerel zu finden sind. Als Beispiel mag die Einleitung zur Vorlesung vom 3. Oktober 1786 dienen. Dort verspricht Stoll, die folgenden Punkte zu behandeln: „1. was ist praktischer Unterricht? was ist Klinik? 2. von welcher Wichtigkeit ist wohl dieses Studium? 3. welches sind wohl die Hindernisse, sowohl überhaupt, und im allgemeinen, als auch im besondern, mit Rücksicht auf unsre Universität? 4. werde ich Ihnen den Abriß, oder einen kurzen Entwurf unseres klinischen Kurses vorlegen" (Eyerel, p. 36).

Lichtenberg hat Maximilian Stoll offenbar geschätzt: „Wenn die Jesuiten lauter solche Menschen als Blumauer und Stoll auszufinden wüsten“, schreibt er am 19. April 1788 an Kielmeyer, „so solte man den Orden wenigstens als Spürhunde für das Genie geduldet haben“ (Bw 3, Nr. 1596).

[18] Ehe: Diese Form der Unterstreichung wird in der sonst diplomatisch getreuen Transkription nicht wiedergegeben. Sie markiert lediglich den Anfang eines neuen, in sich zusammenhängenden Abschnitts oder Gedankengangs. (Vgl. Ulrich Joost. LbJ 1989, p. 198.)

[19] „grade als wenn irgend ein Sterblicher den Ether je gekannt hätte. Gekannt hat ihn ja noch kein Mensch, geträumt davon, und zwar ohne den mindesten Gewinn für die Physic und zum Nachtheil alles Untersuchungsgeistes, haben unzählige Menschen“, schreibt Lichtenberg an Georg Friedrich Werner (Bw 3, Nr. 1641, p. 597) und fordert: „in eine vernunfftgemäße Physic muß, jezt wenigstens, weder das Wort noch der Begrif vom Ether im Ernst vorkommen, so wenig wie die Wörter Weltseele, Berggeist pp.“. Und dies ist nur eine von vielen Äußerungen gegen den „kompläsanten Äther“ (J 879), der, wo immer er auch erscheint, Lichtenbergs Mißfallen erregt.

[20] Vielleicht denkt Lichtenberg an eine Bemerkung in den 'Pensées Philosophiques'. Diderot zitiert dort Cicero, der dem Argument, daß alle Welt an Zeichen und Wunder glaube, entgegensetzt: „quasi vero quicquam sit tam valde quam nihil sapere vulgare, aut quasi tibi ipsi in iudicando placeat multitudo!“ [Cicero. De divinatione 2, § 81] - „Voilà la réponse du philosophe“, bemerkt Diderot dazu, „qu'on me cite un seul prodige auquel elle ne soit pas applicable“. Und im nächsten Abschnitt heißt es: „Tous les peuples ont de ces faits, à qui pour être merveilleux, il ne manque que d'être vrais; avec lesquels on démontre tout, mais qu'on ne prouve point; qu'on n'ose nier sans être impie, et qu'on ne peut croire sans être imbécile“ (Diderot, p. 43).

[21] Vgl. p. 31 oben und die Anmerkungen 31-34

[22] Crawford sagt an der angegebenen Stelle, daß seine Theorie „is the result of the general fact, that the changes which are produced in the temperatures of different bodies, by the application of given quantities of heat, are different; or, that, the quantities of matter being equal, the same quantity of heat which raises *one* body a certain number of degrees, will raise *another*, a greater or a less number, according to the nature of the body to which it is applied“. Und er fährt fort: „For this reason, I have not entered into the enquiry, which has been so much agitated among the English, the French, and the German philosophers, whether heat be a *substance* or a

quality. [...] Whereas if we adopt the opinion, that heat is a distinct substance, or an element *sui generis*, the phenomena will be found to admit of a simple and obvious interpretation. - Fire will be considered as a principle, which is distributed in various proportions throughout the different kingdoms of nature. The mode of its union with bodies, will resemble that particular species of chemical union, wherein the elements are combined by the joint forces of pressure and of attraction" (Experiments, pp. 434 ff.).

„Es kan freylich vor Gott alles gantz anders seyn", schreibt Lichtenberg über Crawfords Theorie, „aber dem Menschen wird es immer ein herrliches Mittel bleiben, sich die Sache vorstellig und begreiflich zu machen" (Bw 2, Nr. 864). Das ist für Lichtenberg Anlaß genug, die Sache als „Theorie der Wärme und des Feuers, größten Theils nach Crawford" auf mehr als 20 Seiten in Zusätzen zum § 494 des 'Erxleben' vor dem Leser auszubreiten. Und am Ende von Zusatz z. fragt Lichtenberg: „Und was ist dann das reelle in unsern Vorstellungen von Dingen außer uns überhaupt, und was haben sie für Verhältnisse zu denselben? Laßt uns daher immer jene Bilder-Sprache studiren und uns bemühn ihr mehr Reichthum zu geben, so treffen wir am Ende vielleicht die Wahrheit so, wie sie der unterrichtete Taubstumme endlich trifft, der unsere Sprache für das Ohr, für eine für das Auge, und was eigentlich Töne sind, für Bewegung der Kehle und der Lippen hält, aber indem er sich die letztere zu sprechen bestrebt, auch demjenigen Sinne, ohne es zu wissen, vernehmlich spricht, dessen er gänzlich beraubt ist" (Erxleben [6]1794, p. 454).

[23] Von den „Imperceptibles ou Infiniment-petits physiques", wie er sie nennt, handelt L'Huilier im Kapitel 12 seiner Preisschrift 'Exposition élémentaire' unter der Überschrift „Légère ébauche des Applications à la Physique des calculs supérieurs". (Vgl. Kapitel XXI der erweiterten Fassung, der 'Expositio elementaris': „Delineatio succincta applicationis calculi differentialis et integralis ad physicam".) L'Huilier beruft sich auf Schriften seines Lehrers Lesage und bekennt in einer Anmerkung zum Kapitel 12: „Les réflexions physiques contenues dans ce Chapitre sont tout particulièrement le fruit des instructions que j'ai eu le bonheur de recevoir de ce profond Philosophe" (p. 210). Eines der Anwendungsbeispiele für den Kalkül ist die Gravitation, zu deren Erklärung L'Huilier die mechanistische Aetherstoßtheorie Lesages heranzieht. Im § LXXIV (p. 188) heißt es: „Ce sujet nous présente un exemple de la possibilité & probablement de la réalité des infiniment petits physiques. Pourvu que les impulsions successives de la cause de la pesanteur se suivent à des intervalles assez petits, pour que la différence des effets de cette cause supposée discrète, & de la même cause supposée continue, ne soit pas sensible, cette différence sera un infiniment petit physique, qui n'apportera aucune altération aux lois déduites de l'obsérvation auxquelles sont soumis les mouvements des graves tant célestes que terrestres; & ces intervalles seront eux-mêmes des temps physiquement infiniment petits".

NB. Kästner, der nach Lichtenbergs Meinung auf L'Huilier „einen Haß geworfen hat, weil er ein Freund von Le Sage und de Luc ist" (Bw 4, Nr. 2568), rezensiert die 'Expositio' in den GGA vom 15. Oktober 1795. Dort heißt es zu der angeschnittenen Frage: „Im 21. Capitel bringt Hr. L'H. Vieles bey, das er seinem Lehrer, Hrn. le Sage, verdankt. Ob er gleich das mathematische Unendlichkleine für unnütz hält, so könne man doch in Anwendungen auf die Natur für Nichts achten, was sich der Kleinigkeit wegen allen unsern Sinnen entzieht, (wie man längst gethan hat, und so in einer Bedeutung von physischen Puncten geredet). Vermittelst dieses Grundsatzes hebe Hr. le Sage die Einwendungen gegen mechanische Erklärungen der Schwere, wenn man nur Körperchen annehme, die in Vergleichung mit ihren Abmessungen sehr große Entfernungen haben, und nach allen Seiten quaquaversus mit großer Geschwindigkeit in geraden Linien fortgehen. Dieser Ausdruck sey auch physisch zu verstehen: so hebe sich die Schwierigkeit, die gegen Hrn. le Sage Essai de chymie mécanique p. 71 ... in Kästner's geometrischen Abhandlungen und Wilken's Aufsätzen gemacht worden" (GGA, pp. 1651 f.).

[24] Ich habe im Gehlerschen Lexikon nichts über Boerhaves schweres Eis finden können (HZ).

[25] Vgl. die Eintragungen im Sudelbuch J. In J 1330 heißt es: „Der Begriff von latent werden ist unstreitig einer von den reichhaltigsten für die ganze Physik und Philosophie überhaupt. Selbst Bewegung kann für uns latent werden, wenigstens zum Teil". In J 1340 steht: „Der Begriff von Latent-werden verdiente eine eigene umständliche Behandlung. Es ist eben das Aufheben und Verschlingen der chemischen Kräfte und ihre Entwickelung wieder, durch die die Natur so vieles ausrichtet. Es ist dieses die eigentliche Weltseele". Und schließlich in J 2078: „Wäre es nicht gut im Anfang unserer physischen Lehrbücher das Allgemeine von unsern Sinnen beizubringen, wo die Ausdrücke von latent werden vorbereitet werden könnten. Auch daß wir Würkungen genug in der Natur antreffen deren Ursachen nicht in die Sinne fallen Ursache der Schwere, die magnetische Materie. Man bedenke nur wenn wir keine Augen hätten, wodurch offenbarte sich uns das Licht".

[26] Vgl. die umfangreiche Eintragung J 2018, wo es u. a. heißt: „Es ist sehr Unrecht, wenn man glaubt das Krystallisations-Wasser sei in allen Krystallen einerlei. Freilich wohl wenn es wieder von dem Salz [...] getrennt ist, aber so sagt der Satz gar nichts, denn da ist es kein Krystallisations-Wasser mehr. Ich will [es], weil es wenigstens zu dieser Absicht schicklich ist mit Herrn Dr Girtanner einmal Eis nennen so gibt es so viele Eisarten als es Krystalle gibt, und alles das ist Wasser, das seine Flüssigkeit nicht bloß durch Verlust des Flüssigkeits-Feuers sonder[n] noch durch den Beitritt eines dritten verloren hat. Das Krystallisations-Wasser wird zu einem Eis gebunden durch Salz, und so entstehen so viele Eisarten, als es Luftarten geben

kann und mehrere. Unser Eis κατ ἐξοχην entsteht aus Wasser, dem man sein Feuer auf einen gewissen Grad entzogen hat. Dampf ist Wasser, das sich durch Vereinigung mit dem Feuer zu einem Fluido verbunden hat, das manches mit den Luftarten gemein hat, aber keine wahre Luft. So ist Eis ein Körper der manches mit den Salzen gemein hat aber kein wahres Salz. Dampf wäre so die erste Luftart wie das Eis das erste Salz". - (Vgl. auch Anmerkung 53.)

[27] Lichtenberg war davon überzeugt, „daß bey der Jen. Lit. Zeitung auf der phys. Banck ein Paar gar elende Leute sitzen müssen; zum Beweiß führe ich [...] die Recension von HE. Grens Physic an, die offenbar von einem Ignoranten herrührt" (Bw 3, Nr. 1641, p. 595).

[28] Um wessen Einfall es sich hier handelt, konnte ich nicht ermitteln (HZ).

[29] Vgl. die folgenden Sudelbuch-Notizen: „Wie kann daraus eine der CCC Fragen an Physiker und Mathematiker formiert werden?" (J 1531); „Meine Fragen über die Physik könnten vielleicht den Titul bekommen: Vermächtnisse. Man vermacht ja auch Kleinigkeiten" (L 166); „Wenn ich meine Fragen über die Physik noch herausgebe, müssen sie bloß jungen tätigen Physikern zugeeignet werden, Gren, Herrn von Humboldt, Hildebrandt, Scherer ppp." (L 233).

[30] Lichtenberg definiert Antiperistasis hier im weitesten Sinn (vgl. Kirstine Meyer. Zur Geschichte der Antiperistasis = Annalen der Naturphilosophie 3 (1904) 413-441).
In engerem Sinne lautet das „Prinzip der Antiperistasis" nach Kirstine Meyer: „Bei Wärme und Kälte findet eine Steigerung der ihnen eigentümlichen Eigenschaften statt, wenn sie von ihrem Gegensatz, d. h. die Wärme von der Kälte und umgekehrt, umgeben sind" (Kirstine Meyer. Die Enwickelung des Temperaturbegriffs im Laufe der Zeiten sowie dessen Zusammenhang mit den wechselnden Vorstellungen über die Natur der Wärme. Braunschweig 1913, p. 2). Das heißt: setzt man ein Gefäß mit warmem Wasser, in welchem sich ein Thermometer befindet, in ein größeres Gefäß mit Eiswasser, muß das Thermometer steigen; im umgekehrten Falle sinken. Robert Boyle läßt in seiner Abhandlung über die Antiperistasis drei Leute über das Prinzip debattieren, von denen einer, der Boyles Ansicht vertritt, das Prinzip verwirft, die beiden anderen aber es verteidigen. Es erweist sich, daß die zur Verteidigung angeführten Experimente mit unzulänglichen Instrumenten und ohne ausreichende Kenntnisse der möglichen Fehlerquellen gemacht worden sind, und daß es andere Experimente gibt, durch die man die Antiperistasis direkt widerlegen kann. „Als nach und nach die Temperaturmessungen genauer werden, verschwinden die Erörterungen über die Antiperistasis", schreibt Kirstine Meyer an anderer Stelle, „Boyle ist der letzte, der sie direkt bekämpft" (Temperaturbegriff, p. 53).

„Obgleich der Begriff von Antiperistasis aus der Physik verbannt ist, so findet er doch noch im Moralischen statt", notiert Lichtenberg im Sudelbuch J (J 1541). Eine Definition dieser moralischen Antiperistasis oder circumobsistentia findet man in Abraham Gotthelf Kästners Aufsatz „Psychologischmoralische Betrachtung der Antiperistasis" (= Belustigungen des Witzes und des Verstandes (1745) 535 f.): „Ungeachtet dieses Kunstwort, und diese ganze Lehre von der Antiperistasis zu unsern Zeiten in Betrachtung der körperlichen Welt nicht mehr im Gebrauche ist", schreibt Kästner, „so glaube ich doch, daß ich davon mit Rechte einige Anwendung auf die Seele machen kann. Ich finde bey unserer Seele eine gewisse Eigenschaft, die mit der Antiperistasis eine ziemliche Aehnlichkeit hat, und die man daher auch vielleicht mit ihrem Namen belegen kann. Ich verstehe darunter die Begierde, die wir haben, eine Sache zu thun, wenn andere haben wollen, daß wir sie nicht thun sollen, und die sich bey uns desto mehr verstärkt, jemehr dem andern daran gelegen ist, sie zu unterdrücken".
(NB. Auf Kästners Artikel und auf Kirstine Meyers Aufsatz hat mich Wolfgang Breidert aufmerksam gemacht.)

[31] Vgl. Erxleben, § 179.

[32] Vgl. Erxleben, § 471.

[33] Vgl. Sudelbuch J: „Es ist gut Tabellen über Dinge zu haben [...] weil es auf allerlei allgemeine Schlüsse leitet, die einem beim einzelnen entgangen wären" (J 1625).

[34] Der Ansatz zu einer solch umfassenden Tabelle ist die Lichtenbergische im Zusatz 1. zum § 494, des 'Erxleben' (^{6}1794), wo spezifisches Gewicht und spezifische Wärme einander zugeordnet werden. (Vgl. auch Anmerkung 21.)

[35] Im 81. Bande der Allgemeinen deutschen Bibliothek steht auf den Seiten 343-354 eine Rezension der zweiten Auflage der KdrV. Der - freilich sehr schwache - Rezensent findet zu seiner Enttäuschung in dieser neuen Auflage „nicht allein keine Widerlegung der gemachten Einwürfe, keine Auflösung der vorgelegten Zweifel, sondern auch einen gewissen, der Rec. möchte nicht gern sagen, arroganten Ton wieder, den man mit Bedauern bey Hrn. Kant und einigen seiner Schüler bemerkt, da sie sich auf die Evidenz ihrer Behauptungen und die apodiktische Gewißheit der vorgetragenen Beweise allein verlassen, und allen Angriffen ihrer Gegner Hohn sprechen" (AdB, pp. 343 f.). Im einzelnen macht der Rezensent Anmerkungen nur zu Kants Vorrede und zu einer Widerlegung des Idealismus, die in dieser Auflage hinzugekommen ist, und auf die Kant schon in einer Fußnote seiner Vorrede eingeht. „Eigentliche Vermehrung, aber doch nur in der Beweisart", sagt Kant dort, „könnte ich nur die nennen, die ich durch eine neue Widerlegung des psychologi-

schen Idealisms, und einen strengen (wie ich glaube, auch einzig möglichen) Beweis von der objectiven Realität der äußern Anschauung S. 275 gemacht habe" (KdrV, B XXXIX).
Wie eng sich Lichtenbergs Notizen an die Rezension anlehnen, wird an der folgenden Passage deutlich:
„Wird nämlich", so schreibt der Rezensent auf Seite 347 f. der AdB, „dieses reelle Daseyn wirklicher Objekte außer uns zugestanden, und will man die Aussenwelt noch für etwas anders als eine bloße Ideenwelt halten, so folgt auch daraus nothwendig, daß diese äußern Dinge auf eine bestimmte Art, das heißt nach gewissen Regeln und nach einer Ordnung existiren müssen, die wesentlich in den Dingen selbst und ihren Verhältnissen unter einander gegründet ist, und die also unser Verstand ihnen nicht erst vorgeschrieben haben kann. [...] Zwar leiden sie mancherley Abänderungen von der menschlichen Vorstellungskraft, werden von unsrer besondern Organisation und nach den bestimmten Regeln unsers Empfindens und Denkens oft in ganz andere Gestalten umgebildet, als sie wirklich außer unsrer Vorstellung hatten. Aber sie sind deswegen doch nicht so ganz träge und gleichgültig, daß sie alles aus sich machen ließen, und allen Einfällen der vorstellenden Wesen unterworfen wären". Wir würden, so der Rezensent weiter, „die Dinge nicht im Raum und in der Zeit anschauen können, wenn in ihnen nicht Eigenschaften und Verhältnisse lägen, wodurch diese unsre bestimmte Art der Anschauung möglich gemacht würde, wir würden ihnen nicht die allgemeinen Naturgesetze vorschreiben können, wenn sie nicht selbst nach jenen Gesetzen oder wenigstens nach Gesetzen geordnet wären, die den Regeln unsers Verstandes entsprächen".

[36] Vgl. Lichtenbergs Brief an Georg Friedrich Werner (Bw 3, Nr. 1641), der sich mit Werners 'Entwurf einer neuen Theorie der anziehenden Kräfte, des Ethers, der Wärme und des Lichts' auseinandersetzt und den die Herausgeber der VS seiner Wichtigkeit wegen als „Schreiben an Herrn Werner in Gießen, die Newtonische Theorie vom Licht betreffend", in derem letzten Bande abgedruckt haben (VS 9 = PhM 4, pp. 363-430). Der größte Teil von Lichtenbergs Schreiben ist der Verteidigung der Newtonischen Theorie vom Lichte und der Polemik gegen das „Hirngespinnst" des Äthers vorbehalten.
Lichtenberg war zeitlebens Anhänger der Newtonischen Licht-Theorie, d. h. einer Korpuskel-Theorie des Lichts, wie Newton sie in quaestio 29 der 'Optik' skizziert und wie sie von seinen Schülern und den „Newtonianern" später ausgebaut worden ist.
„Ich glaube mit Ew. Wohlgebohren", schreibt er am 24. Februar 1792 an Girtanner, „daß wir über die eigentliche Natur des Lichts wenig wissen, allein wenn man einmal über seine Natur eine Sprache sprechen will, wäre es auch nur Bildersprache, so halte ich die Newtonische für die beste" (Bw 3, Nr. 2028).

[37] Den Namen „Photometrie", teilt Gehler mit, „hat Lambert derjenigen Wissenschaft gegeben, welche sich mit Ausmessung der Stärke des Lichts beschäftiget, und nur erst in neuern Zeiten den übrigen optischen Wissenschaften beygefügt worden ist" (Gehler 3, p. 487).
Über die Experimente und theoretischen Überlegungen Bouguers unterrichtet Priestley auf den Seiten 293-304 seiner Geschichte der Optik. Über Lamberts 'Photometria', die 1760 zugleich mit Bouguers postumen 'Traité d'optique' erschienen ist, schreibt der Bearbeiter Klügel, die beiden Werke gegeneinander abwägend: „In Absicht auf das Aeußerliche des Buches und die Leichtigkeit des Vortrages möchte wohl das französische Werk vor dem Deutschen einen Vorzug haben, wie dieses oft der Fall zwischen uns und unsern Nachbarn an der andern Seite des Rheins ist; allein dagegen möchte wohl das Deutsche an systematischer Gründlichkeit und Vollständigkeit, an tieferer mathematischer Berechnung, auch sogar an Erfindung und Benutzung der dienlichen Versuche sehr gewinnen" (Priestley/Klügel, p. 294). Klügel versucht daher in einem „Zusatz des Uebersetzers" auf den Seiten 312-327 eine „Analysis der Lambertischen Photometrie". Nicht nur, um den Leser - schon aus Gründen der Billigkeit - auch über die Bemühungen Lamberts zu unterrichten, sondern weil nach Klügels Ansicht „dieser schwere Theil der Optik, die Photometrie durch ihn mit einemmale der Vollkommenheit so nahe gebracht ist, wie wohl nie sonst eine Wissenschaft von einem einzigen Manne". Mehr noch, die Lambertische Photometrie kann „zu einem vortrefflichen Muster dienen, wie man die Theorie mit der Erfahrung zu verbinden habe; wie man der Natur die Fragen vorlegen müsse, damit sie genau nur das antworte, was man verlanget; und wie man hierzu durch eine anfangs unvollständige Theorie gelangen könne" (Priestley/Klügel, p. 312).

[38] Vgl. Newton. Optice. Quaestio IV.: „Annon radii luminis, qui in corpora incidentes, reflectuntur vel refringuntur, inflecti incipiunt antequam ad corpora ipsa perveniunt? Et reflectuntur, refringuntur, atque inflectuntur, una eademque vi, varie se in variis circumstantiis exerente?"

[39] Das heißt: Das Licht wird bei Annäherung an einen (undurchsichtigen) Körper gebeugt (inflektiert) oder zurückgeworfen (reflektiert) oder verschluckt (absorbiert). Wird alles Licht „ohne Ordnung" zurückgeworfen, diffus gestreut, so erscheint der Körper weiß; wird alles verschluckt, so erscheint er schwarz und erwärmt sich. Bei einer ideal glatten Fläche (Spiegel) wird alles Licht „mit Ordnung" zurückgeworfen, es gibt nur reguläre Reflexionen, d. h. parallele Strahlen werden als parallele reflektiert. Aber was bedeutet „und so die übrigen Farben nach und nach abgezogen"? Die Antwort läßt sich mit Hilfe einer Randbemerkung Lichtenbergs zum § 322 des 'Erxleben' im Handexemplar der vierten Auflage finden. Im § 322 schreibt Erxleben: „Newton hat durch verschiedene Gründe wahrscheinlich zu

machen gesucht, daß das Zurückwerfen der Lichtstrahlen nicht wirklich auf der Oberfläche der zurückwerfenden Körper geschehe, sondern daß der Lichtstrahl von einer gewissen zurückstoßenden Kraft des reflectirenden Körpers, ohne daß eine unmittelbare Berührung geschieht, reflectirt werde". Lichtenberg schreibt an den Rand: „Einige Hauptschwierigkeiten bey der Reflexion sind vom HE. Verfasser gar nicht berührt worden. Sie sind kurtz und gut erzählt in Gehlers Wörterbuch IV. p. 908. seqq.". Dort aber heißt es an der angegebenen Stelle: „Das Licht wird nicht allein reflectirt, wenn es aus der Luft an eine Glas- oder Metallfläche trift, wo ihm mehr undurchdringliche Theile, als auf seinem vorigen Wege in der Luft, entgegenstehen; sondern es leidet auch Zurückwerfung, wenn es aus Glas in Luft übergehen sollte, wofern nur alsdann an der letzten Glasfläche sein Einfallswinkel so groß ist, daß dem Brechungsverhältnisse gemäß der Sinus des Brechungswinkels größer, als 1, seyn müste", d. h. die Bedingung der Totalreflexion erfüllt ist. Für den Grenzwinkel α_g der Totalreflexion gilt:

$$\sin \alpha_g = \frac{n_{Luft}}{n_{Glas}} \approx \frac{1}{n_{Glas}}$$

Dann ergibt sich mit den Newtonischen Werten für die Brechungsindizes für das äußerste Violett des Spektrums ein Grenzwinkel von 39° 15', und für das äußerste Rot ein solcher von 40° 27,5'. Die Totalreflexion tritt also für das violette Licht bei einem kleineren Winkel ein als für das rote. „Wenn man also" - so wieder Gehler - „einen Lichtstral durch ein gläsernes Prisma so gehen läst, daß der Einfallswinkel desselben auf der hintern Glasfläche nahe an 40° ausmacht, so wird man das rothe und gelbe Licht noch durch die Glasfläche gehen und in die Luft ausfahren sehen, indeß das blaue und violette Licht nicht mehr ausgeht, sondern völlig nach dem Gesetze der Zurückstralung reflectirt wird". Dreht man das Prisma im Sinne wachsender Einfallswinkel, so verschwindet im Spektrum zuerst der violette Anteil und dann, mit abnehmenden Brechungsindex, eine Farbe nach der anderen durch Totalreflexion, es werden also „die übrigen Farben nach und nach abgezogen", wie Lichtenberg es ausdrückt.
(Newton demonstriert diesen Effekt in den exper. 9 und 10 von lib. I. pars I seiner 'Optik' und leitet aus dem Ergebnis prop. III. theor. II. ab: „Lumen Solis constat ex radiis, qui reflexibilitate inter se differunt: & qui radii magis refrangibiles sunt, iidem quoque sunt magis reflexibiles". Dies hat Konsequenzen für den Mechanismus der Reflexion, die Newton in den prop. VIII. und IX. von lib. II. pars III. so ausspricht: „Reflexionis causa, non attribuenda est impactioni luminis in partes corporum solidas sive impervias; quomodo usque antehac creditum fuit" und: „Corpora reflectunt & refringunt lumen una eademque vi, diverse in diversis circumstantiis se exerente".)

[40] Gleichbedeutend mit Wärmeleitvermögen oder Wärmeleitfähigkeit. - „Da auf Wärme soviel ankömmt, so kann wohl nichts einer aufmerksameren Betrachtung

würdig sein als die [Frage,] wodurch sie geleitetet wird" und: „Vorzüglich wird es darauf ankommen, auszumachen wovon die Grade des Leitungs-Vermögens abhangen" schreibt Lichtenberg im Sudelbuch J (J 1793 f.). - Lichtenberg hatte die Absicht, eine „Societäts-Abhandlung" über die Wärmeleitung zu schreiben; vgl. dazu J 1472 und J 1790.

[41] Ein „Ding mit entstelltem Wesen, das heist, ein Monstrum im strengsten Verstande" weist eine „Unregelmäßigkeit in der Beschaffenheit oder den Verhältnissen der wesentlichen Stükke" auf, so der Verfasser des 'Zuruf' (vgl. Anmerkung 12, a. a. O., p. 133). „Die Entstehung der Misgeburten setzt eine sehr forcirte ganz widernatürliche [...] Abweichung des Bildungstriebes voraus" (Johann Friedrich Blumenbach. Über den Bildungstrieb und das Zeugungsgeschäfte. Göttingen 1781, pp. 59 f.). Also: „Wo man sich zu stark fühlt man muß anhalten, und arbeiten, wo das nicht ist" - nur so, meint Lichtenberg, ist die gleichmäßige Ausbildung aller Fähigkeiten zu erreichen und das Entstehen monströser Produkte zu verhindern.

[42] Réaumur kommt bei der Konstruktion seines Thermometers mit nur einem Fixpunkt aus, dem Gefrierpunkt des Wassers. Der Nullpunkt seiner Skala wird also durch die Temperatur des schmelzenden Eises festgelegt; die relative Ausdehnung (+) und Zusammenziehung (-) einer wohldefinierten Thermometerflüssigkeit liefert die Einteilung (Gradation) des Thermometers, mit Plus- und Minusgraden.
(Vgl. J 1332: „Ich habe schon an verschiedenen Orten gezeigt, daß es gut wäre 0 auf dem Thermometer mit $\pm$ zu bezeichnen bloß um den Fortgang auszudrücken und die Art, wie es dazu gekommen ist".)

[43] „Wie hängt Ausdehnbarkeit mit der Leitung der Wärme zusammen?", fragt Lichtenberg im Sudelbuch J und fährt fort: „Denn es ist mir sehr wahrscheinlich daß, die Wärme die auf Ausdehnung verwandt wird, nicht fortgehen kann" (J 1850). - Im § 429 seiner 'Naturlehre' schreibt Erxleben: „Das entgegengesezte von dem Gefrieren flüssiger Körper ist das Schmelzen der festen. Die Hitze dehnt nemlich feste Körper öfters so weit aus, daß ihre Theile nur noch schwach unter einander zusammenhangen und also nun einen flüssigen Körper bilden". In seinem Handexemplar der vierten Auflage hat Lichtenberg dazu angemerkt: „Ausser diesem Ausdehnen muß noch etwas hinzukommen. Die größere Ausdehnung erklärt es nicht allein, das Wasser nimmt einen kleinern Raum ein als das Eis, [...] sondern es scheint von einer chymischen Verbindung des festen Körpers mit dem Feuer herzurühren".
Bei den Graden der Schmelzbarkeit denkt Lichtenberg an eine Tabelle ähnlich der im § 471 des 'Erxleben'.

[44] „Der Mathematiker ist beruhigt, wenn er blos die Möglichkeit zeigt, des Physikers Geschäffte ist: auszumachen, welches unter unzähligen Suppositionen, die

möglich sind, die **eintzige, eintzige wirkliche**, die eintzige vom Schöpfer wirklich gewählte sey. Dieses ist das Fach des Physikers, hierbey muß er bleiben, und wie kan er das? Nicht anders, als er muß keinen Schritt thun ohne Erfahrung und ohne Versuche; fehlen ihm die, und weiß er nicht weiter, Gut, so ist er für jezt am Ende und muß die Hand auf den Mund legen", schreibt Lichtenberg im Brief an Georg Friedrich Werner (Bw 3, Nr. 1641, p. 600).

[45] „Instrumenta non grandissima sed aptissima opus perficiunt. Baco", notiert Lichtenberg im Sudelbuch J (J 574).

[46] „Alles was also der eigentlich weise Mensch thun kan", schreibt Lichtenberg wenige Tage vor seinem Tod an den Bruder Ludwig Christian, „ist, Alles zu einem guten Zweck zu leiten, und dennoch die Menschen zu nehmen, wie sie sind" (Bw 4, Nr. 2968).

[47] Vgl. Anmerkung 44.

[48]Das zweite Kapitel von Marums Abhandlung steht unter der Überschrift: „Experiences sur la fusion des metaux". Es geht dabei um die Schmelzbarkeit von Metallen und um die Frage, „si les metaux, qui exigent le plus grand degré de chaleur pour etre fondus, sont aussi les plus difficiles à se fondre par le fluide electrique"(Marum, p. 16). Marum prüft dies, indem er aus Eisen, Gold, Kupfer, Silber und Zinn Drähte von gleichem Durchmesser zieht (ca. 1 mm) und als Maß für deren Schmelzbarkeit die Drahtlänge nimmt, die bei der Entladung seiner Elektrisiermaschine von der gleichen Elektrizitätsmenge - „l'electrometre marquoit le même degré de charge" (Marum, p. 18) - geschmolzen wird. Aus dem Vergleich mit den Schmelztemperaturen dieser Metalle schließt van Marum, „que le fluide électrique et le feu fondent les metaux de manières fort différentes, et que par consequent ces fusions ne demontrent aucunement l'Analogie supposée entre les deux fluides" (Marum, p. 28). - Auf Seite 20 steht die Tabelle der Schmelzpunkte der untersuchten Metalle, „vorher", auf Seite 18, die der elektrisch geschmolzenen Längen.
NB. Marum schickt das Werk am 4. Mai 1787 (Bw 3, Nr. 1524); Lichtenberg rezensiert es in den GGA vom 6. Juni 1789, pp. 897-907.

[49] Lichtenberg meint Karl Leonhard Rein*hold*, schreibt aber versehentlich Rein*hard*.

[50] Im 'Intelligenzblatt' setzt sich Reinhold in einem „Erklärung" überschriebenen Artikel mit dem Rezensenten seines 'Versuch einer Theorie des menschlichen Vorstellungsvermögens' auseinander. „Die Absicht dieses Versuches, welche der Re-

censent verkannt zu haben scheint", schreibt Reinhold dort, „war ein *allgemein geltendes Princip* und zwar nicht für ein gewisses System, sondern für die *Philosophie überhaupt*, zu finden, an welchem es ihr (die kantische nicht ausgenommen) bisher gefehlt hat; und ohne dessen Entdeckung und Anerkennung, keine allgemeingültigen Erkenntnißgründe und ersten Grundsätze unsrer Rechte und Pflichten in diesem, und des Grundes unsrer Hofnung im zukünftigen Leben von der Philosophie je zu erwarten sind". Und Reinhold glaubt dieses „wirklich *allgemeingeltende Prinzip*, das der Philosophie als das *Erste* zum Grund liegen muß, [...] im *Bewußtseyn* entdeckt zu haben, welches jeden Nachdenkenden den Satz zu unterschreiben nöthiget: *daß er die blosse Vorstellung vom Vorgestellten und Vorstellenden unterscheiden, und gleichwohl auf beydes beziehen müsse*. Auf diesen Grund, den weder Materialist noch Idealist, noch selbst der dogmatische Skeptiker in Anspruch nehmen kann, und *auf diesen Grund allein* hatte ich meine *Theorie des Vorstellungsvermögens* überhaupt [...] zu bauen gesucht" (Erklärung, Sp. 1139 f.).
Im Sudelbuch J hat Lichtenberg als Quintessenz der Reinholdischen Prinzipien notiert: „Jede Vorstellung muß aus etwas bestehen, was sich auf das von ihr unterschiedene Objekt bezieht, dieses heißt Herr Reinhold den Stoff der Vorstellung und es ist dasjenige, wodurch das Vorgestellte (der Gegenstand) der Vorstellung angehört. Jede Vorstellung muß aber auch aus etwas bestehen, was sich auf das von der Vorstellung im Bewußtsein ebenfalls verschiedene Subjekt (das vorstellende) bezieht. Es ist dieses dasjenige, wodurch die Vorstellung dem Gemüte angehört; und kann nichts anders sein, als dasjenige wodurch der sonst bloße Stoff einer Vorstellung würkliche Vorstellung ist, die Form der Vorstellung, welche der Stoff nur im Gemüte und nur durch das Vorstellungs-Vermögen erhalten kann. So lange nicht ausgemacht ist, worin diese Form bestehe, muß bald dasjenige was in der Vorstellung dem Gemüte angehört, dem Gegenstande, und was dem Gegenstande angehört, dem Gemüte beigemessen werden. Die Erbsünde der bisherigen Philosophie!" (J 234).
NB. Lichtenberg besaß nur Reinholds kleine Schrift 'Ueber die bisherigen Schicksale der Kantischen Philosophie' (BL 1393); die 'Theorie des Vorstellungsvermögens' stand nicht in seiner Bibliothek, und Lichtenberg hat sich das Werk auch nicht aus der Universitätsbibliothek ausgeliehen. Vielleicht stammen seine Kenntnisse von Reinholds Philosophie nur aus zweiter Hand, aus Rezensionen in der 'Allgemeinen Literatur-Zeitung' oder aus Fülleborns Aufsatz „Eine kurze Vergleichung der Kritik der reinen Vernunft und der Theorie des Vorstellungs-Vermögens nach ihren Hauptmomenten", den Lichtenberg an anderer Stelle auch „eine der besten Vorstellungen von Kants Kritik der reinen Vernunft" nennt (J 1081).

[51] „Gleich an die Grenzen der Wissenschaft zu gehen", steht im Sudelbuch J. „Es läßt sich bald lernen wo es noch fehlt" (J 1643).

[52] Vgl. die Eintragung im Sudelbuch J, wo es u. a. heißt: „Sind wohl die ungeheuren und kostbaren Anstalten, die man jetzt an verschiedenen Orten für die Astronomie macht, vernünftig? Ist nicht schon durch die Anstalten der Engländer der Franzosen einiger Italiänischen Staaten usw. hinlänglich für diese Wissenschaft gesorgt? [...] – Ist es wenigstens weislich gehandelt diese Anstalten zu machen, da noch andre Wissenschaften im Staube liegen?" (J 1657).

[53] Unter Flüssigkeiten versteht man zu Lichtenbergs Zeit sowohl tropfbare (fluida luiquida), als auch elastische oder expansible Flüssigkeiten (fluida elastica). Die elastischen Flüssigkeiten sind entweder ponderabel oder imponderabel. Ponderabel sind Gase (Luftarten) und Dämpfe, imponderabel sind die Wirkungsfluida von Wärme, Licht, Elektrizität, Magnetismus und Gravitation. Die ponderabeln elastischen Fluida sind aus einer ponderabeln Basis und einem imponderabeln Fluidum (Wärme oder Licht) zusammengesetzt. Verbindet sich ein fester Körper mit Wärmematerie, so wird er flüssig, ein liquider wird unter gleichen Voraussetzungen dampfförmig; die Wärme ist konstituierend für den Aggregatzustand. Verbindet sich die tropfbare Flüssigkeit Wasser mit Wärmestoff, so wird sie zur elastischen Flüssigkeit Wasserdampf und kann sich nun mit Luft vermischen oder in ihr aufgelöst werden.

[54] Lichtenberg meint den Blitz. Vgl. dazu VS 6 = PhM 1, p. 471 - 473: „Was vermag Elektrizität nicht?"

[55] Der Untertitel des Bertholonschen Werkes kennzeichnet den Anspruch, mit dem es auftritt: „Ouvrage dans lequel on traite de l'Electricité Naturelle en général, & des Météores en particulier; contenant l'exposition & l'explication des principaux phénomenes qui ont rapport à la Météorologie Eléctrique, d'après l'observation & l'expérience".
Bertholon, für Lichtenberg „ein großer Verwechsler" (Bw 3, Nr. 1908), führt nicht nur sämtliche bekannten Lufterscheinungen, also météores ignés, météores aqueux, météores aëriens und météores lumineux (in Gehlers Nomenklatur feurige, wässerichte, luftige und glänzende Meteore), sondern auch vulkanische Tätigkeit und Erdbeben auf elektrische Ursachen zurück.

[56] Das zeigt sich beispielweise an der Lufthülle der Erde, die durch deren Anziehungskraft zusammengehalten wird; die Gravitation verhindert, daß das expansible Fluidum Luft sich in der Weite des Weltraums verliert.

[57] Ich verstehe nicht, worauf Lichtenberg anspielt (HZ).

[58] „Der Magnetische Schwerpunkt der Erde verändert sich ja beständig", heißt es im Sudelbuch J (J 2100), wo die Abweichung der Magnetnadel ebenfalls als Vergleich

benutzt wird. Und im Sudelbuch L hat Lichtenberg notiert: „Wir können die Kraft des Magnets verstärken, so daß er Eisen in größerer Entfernung und stärker anzieht. Eben so bei der Elektrizität. Sollte es ganz unmöglich sein so etwas für die Schwere zu tun?“ (L 870).

[59] „Zu einer allgemein brauchbaren Grundlage zu Vorlesungen sind die meisten Handbücher der Physik zu weitläuftig; es fehlt ihnen an der aphoristischen Kürze und der Präcision des Ausdrucks, der zu einem solchen gehört. Ein zu einer Grundlage brauchbares Lehrbuch muß nur den Kern seiner Wissenschaft oder Kunst in der gedrängtesten Kürze enthalten, daß der Lehrer in jeder Zeile leichte Veranlassung findet das Angegebene zu erklären“ (PhM 4, p. 133 f.; von Promies dem Sudelbuch H zugeordnet = H 175).
NB. Im Jahre 1800 erscheinen in einem Büchlein von wenig mehr als 60 Seiten 'Aphorismen über die Experimentalphysik. Zum Gebrauche bey Vorlesungen'. Verfasser ist Lichtenbergs Schüler Christoph Heinrich Pfaff. Die Aphorismen verdanken ihr Entstehen der Unzufriedenheit des Autors mit den vorhandenen Lehrbüchern. Sie bedürfen zwar, wie Pfaff schreibt, „um verstanden zu werden, erst einer umständlichen Erläuterung und Entwicklung; wenn sie aber diese in den Vorlesungen wirklich erhalten, so können sie, wie ich nicht zweifle, dazu dienen, das Gehörte und Verstandene dem Gedächtnisse gleichsam in concentrirter Gestalt tiefer einzuprägen. Auch lassen sie dem Vortrage des Lehrers einen freiern Spielraum als unsere meisten für ihren Zweck wohl zu weitläuftigen Compendien“ (Pfaff, p. 1).

[60] In einem Entwurf zum Brief an G. F. Werner steht eine Passage, in der Lichtenberg das System von Lesage (vgl. Anmerkung 23) lobt, weil er so bewundernswert findet, „mit welcher Geistes Stärcke, und, wenn ich so reden darf, philosophischer Politick, es angelegt ist“, da es nichts postuliert „als Materie mit gewissen Formen, und geradlinigte Bewegung. Wenn man dann ja am Ende dichten will, oder träumen“, schreibt Lichtenberg weiter, „so ist dieses wohl sicherlich die Grentze. Denn wie Materie und Bewegung entstanden sind, liegt jenseits unserer Fähigkeiten“. Und er rühmt Lesage, denn dieser „große Mann sah sehr wohl ein, daß die Betteleyen der Hypothesen immer und ewig fort dauren würden, bis man sie an den (Rand) Abgrund führt, wo nichts mehr ist. Zwischen dem Abgrund, und der Stelle, wo die Hypothesenmacher stünden, müste kein Daumenbreit unerforscht zurück gelassen werden, weil sonst 1000 Träume über jene noch unerforschte Stellen alles wieder verwirret haben würden“ (BW 3, Nr. 1641, p. 617).

[61] Im 'Erxleben' sind die §§ 237-243 überschrieben: „Die Luft als ein Auflösungsmittel anderer Körper“, und der § 237 beginnt mit dem Satze: „So wie Wasser Luft in sich zu nehmen und aufzulösen vermag, so kann auch umgekehrt wieder Luft dem Wasser und mehrern andern flüssigen Körpern als Auflösungsmittel dienen“. Dazu

Dazu notiert Lichtenberg in seinem Handexemplar der vierten Auflage des 'Erxleben': „Sehr bedencklich. Es läßt sich alles auch anders und besser erklären, zumal, da einer Auflösung der Lufft im Wasser nicht zu gedencken ist, denn die Wärme der Menstruorum ist allezeit ein Mittel Auflösung zu befördern, hingegen hier gar nicht. Es scheint mir mehr eine Auflösung im Feuerwesen zu seyn". Bei Gamauf stehen die §§ 237 und 238 unter der Überschrift „Hygrologie" und es heißt im Text: „Erxlebens Ueberschrift: die Luft als ein Auflösungsmittel anderer Körper, ist nach den neuesten Versuchen ganz falsch. Die Luft löst nähmlich das Wasser durchaus nicht auf [...]. Die Feuchtigkeit in der Luft ist ein Dampf, der bey jedem Grad von Wärme aus dem Wasser aufsteigt. Es ist Wasser, durch Feuermaterie aufgelöst, oder Feuermaterie in einem solchen Grade mit Wasser verbunden, daß dieses in Dämpfen aufsteigen, und in der Luft sich erhalten muß. So wie aus Bley ein Bleyfluß, und aus Eis Wasser wird, wenn sich eine gewisse Quantität Feuermaterie damit verbindet: so werden auch, bey jedem Grad der Wärme Dämpfe. Die Luft hat hiemit schlechterdings nichts zu thun; ja sie ist der Evaporation öfters sogar hinderlich" (Gamauf 2, pp. 162 ff.). - Vgl. dazu die Anmerkungen 26 und 53.

[62] In Lichtenbergs Goldpapierheft steht: „<In ein Lehrbuch. Viele Sachen in den wenigsten Worten; mehr Literatur als Raisonnement; unumschränkte Wahrheits-Liebe und Bescheidenheit>" (GH 56).

[63] Meint Lichtenberg Johann Christoph Döderleins 'Kurzen Entwurf der christlichen Sittenlehre'? Und was ist an „Döderleins Moral" empfehlenswert? Ist es die ausführliche und übersichtliche Disposition des Ganzen? oder die programmatische Erklärung im Vorwort zur ersten Auflage? „Perlen von Rednerschmuk und die Figuren der Kunst", heißt es dort, „gehören, so wenig in Compendien als Schnörkel in den Riß eines Pallastes, vielleicht nicht einmal in Vorlesungen, in denen die Wahrheit, um richtig gefaßt zu werden, Simplicität fordert".

[64] „Es ist vornehmlich der Trägheit zuzuschreiben, daß wir von der verhältnißmäsigen Menge der Materie in den Körpern eine Kenntniß erlangen", heißt es zu Beginn des Kapitels „Von der Bewegung, der Trägheit und Ruhe" in Nicholsons 'Einleitung in die Naturlehre' (Erster Band. Erster Theil. Erster Abschnitt. Drittes Kapitel). Lichtenberg folgt diesen Überlegungen nahezu wörtlich; bei Nicholson steht am Ende des entsprechenden Abschnitts: „da wir aber mit mehrerem Rechte annehmen können, daß die Ausdehnung oder der von den äusern Gränzen des Körpers eingeschlossene Raum, wegen der Porosität des Körpers, nicht das Maas sey, als daß die Trägheit der letzten Theilchen der Materie veränderlich seyn sollte; so schlüßen wir, daß sich die Menge der Materie wie die Größe der Trägheit verhalte, ob wir gleich gestehen müssen, daß sich keiner der beyden Sätze physikalisch erweisen lasse" (Einleitung, pp. 15 f.).

[65] „Wo der Mond ist", also in einer Entfernung von 60 Erdradien, gilt

$$g_M = \frac{g_E}{60^2}$$

Wenn also der Körper an der Erdoberfläche in einer Sekunde durch 15 Fuß (') = 180 Zoll (") = 2160 Linien (''') fällt, dann fällt er dort, „wo der Mond ist" in einer Sekunde durch

$$\frac{2160'''}{3600} = 0.6'''$$

NB. Eine entsprechende Überlegung stellt Newton in lib. III. prop. IV. theor. IV. der 'Principia Mathematica' an. Newton benutzt jedoch statt des gerundeten Wertes von 15 Fuß in der dritten Auflage den genaueren von $15'1''1\frac{4}{9}'''$, was einer Größe $g_E = 9{,}806\,\frac{m}{s^2}$ entspricht.

[66] In einem Zusatz zum § 71 des 'Erxleben' ([6]1794) schreibt Lichtenberg: „Eigentlich wissen wir blos, daß alle Materie träg ist, oder Materie ohne Trägheit ist uns nicht denkbar. Hingegen läßt sich Materie ohne Schwere gedenken, und ob nun gar diejenige, die wir kennen, durchaus gleich schwer sey, wie der Verfasser zwar nicht sagt, aber offenbar annimmt, ist weder streng erweislich noch selbst wahrscheinlich". - Die Schwere ist „etwas Äusseres", wenn sie, wie z. B. in der Theorie von Lesage, durch die Stöße einer subtilen, schwermachenden Materie erzeugt wird.

[67] Nicholson handelt vom Hebel im zweiten Abschnitt des ersten Teils seiner 'Einleitung' (Erster Band. Erster Theil. Zweyter Abschnitt. Zweytes Kapitel. Von dem Hebel) und demonstriert das Gesetz vom Gleichgewicht am Hebel mit Hilfe des Satzes vom Kräfteparallelogramm (Zerlegung und Zusammensetzung von Kräften), also so, wie Newton in lex III. coroll. II. von lib. I. der 'Principia'. - „Diese angezeigten Würkungen der Kräfte an dem Hebel", ergänzt hier der Übersetzer Lüdicke, „lassen sich nach dem Vortrage des Herrn Hofrath Kästners mit mehrerer Deutlichkeit und Ueberzeugung darthun" (Einleitung, p. 41 f.). - Vgl. Kästner. Anfangsgründe 2. 1, §§ 27-39.

[68] „Nichts ist mehr zu merken, als das Fontenellische J'ai toujours taché de m'entendre", hat Lichtenberg im Sudelbuch J notiert (J 463). - Bei welcher Gelegenheit Fontenelle das gesagt hat, habe ich nicht ermitteln können (HZ).

[69] „Was Bewegung hervorbringt oder hervorzubringen strebt oder ändert heiße eine Krafft. Es muß eine Ursache da seyn", hat sich Lichtenberg unter der Überschrift „Beweglichkeit" für die Vorlesung notiert. „Hier ist die äusserste Gräntze von Theismus und Atheismus: ist der Gedancke Ursache der Bewegung oder die Bewegung

Ursache des Gedanckens". Und er hat hinzugesetzt: „Unser Loos ist hier zu bewundern und anzubeten" (Nachlaß VII D 2, Bl. 13).

[70] „Vermuthlich gehört auch die seit älteren Zeiten berühmte Fata Morgana unter die durch irdische Strahlenbrechung erzeugten Erscheinungen", schreibt M[uncke] im Artikel „Strahlenbrechung" im Band 8.2 der zweiten Auflage von Gehlers 'Physikalischem Wörterbuch' (Leipzig 1836). „Sie wird an den Küsten Calabriens, vorzüglich zu Reggio, beobachtet und hat ihren Namen von einer in jenen Gegenden bekannten Fee, Morgana genannt, indem Fata Morgana so viel als Schlösser der Fee Morgana bedeuten. Die ältern Beschreibungen des Phänomens sind so, daß man kaum umhin kann, etwas anderes, als Zaubergebilde anzunehmen" (Muncke, p. 1168). - Vgl. auch die beiden folgenden Anmerkungen.

[71] An der angegebenen Stelle steht ein von Kästner verfertigter Auszug aus einem der Societät vorgelegten Aufsatz Woltmanns, in dem dieser über systematische Beobachtungen von Luftspiegelungen berichtet, die er am Elbufer in Cuxhaven angestellt hat. Gegenstand der Messung war der First eines etwa 20 km vom Beobachtungsort entfernten Hauses am anderen Elbufer. Gemessen wurde dessen Senkung oder Hebung (d. h. die Senkung oder Hebung des scheinbaren Horizonts), die mit Spiegelungen des Hauses nach unten oder oben verbunden war; der Unterschied zwischen der stärksten Hebung und der stärksten Senkung betrug mehr als 16'. Spiegelungen nach unten zeigten sich, wenn das Wasser wärmer als die Luft, Spiegelungen nach oben, wenn das Wasser kälter als die Luft war. Woltmann beschreibt die Wirkung von Wind, Luftdruck und Luftfeuchtigkeit auf die Phänomene und bemerkt, daß die Wärme entscheidenden Einfluß hat: „Ist das Wasser 2 oder mehr Fahrenheitische Grade wärmer, als die Luft, so findet sich allemahl Erniedrigung der Strahlen, die sich über die Wasserfläche erstrecken; aber Hebung, wenn die Luft über dem Wasser 2 oder mehr Grade wärmer ist, als das Wasser. Während zweymonathlicher täglich dreymahl wiederhohlter Beobachtung hat diese Regel keine einzige Ausnahme" (GGA, p. 815).
NB. Bei den sogenannten Luftspiegelungen handelt sich in Wahrheit um Erscheinungen, die der astronomischen Refraktion verwandt sind. Bekanntlich nimmt die Dichte der Luft mit zunehmender Höhe über der Erdoberfläche ab, und damit wird auch der Brechungsindex kontinuierlich kleiner, die Lichtstrahlen verlaufen also nicht geradlinig durch die Atmosphäre, sondern zeigen eine zur Erdoberfläche konvexe Krümmung, die bewirkt, daß die beobachteten Gestirne angehoben scheinen. Dieser Effekt kann sich unter besonderen Umständen auch als terrestrische Refraktion bemerkbar machen, wenn nämlich zwischen aneinandergrenzenden Luftschichten ein mehr oder weniger großer Temperaturunterschied herrscht, der zu anomalen Dichtegradienten, d. h. zu größeren Unterschieden der Brechungsindizes und damit zu stärkerer Krümmung der Lichtstrahlen führt. Liegt eine wärmere Luftschicht über einer kälteren -

also eine mit geringerer Dichte und kleinerem Brechungsindex über einer mit größerer Dichte und größerem Brechungsindex - dann werden die Lichtstrahlen konvex gekrümmt und es erscheinen Dinge am Himmel, die unter dem Horizont liegen, im umgekehrten Fall werden die Lichtstrahlen konkav gekrümmt und es hat den Anschein, als fände eine Totalreflexion an der Luftschicht geringerer Dichte statt. Dies ist bei der klassischen Fata Morgana der Fall.
Klarheit über diese Phänomene und ihre Ursachen gewann man erst nach Lichtenbergs Tod, vor allem auf Grund der Untersuchungen von Wollaston und Biot. (Vgl. etwa J. B. Biot. Recherches sur les réfractions extraordinaires, qui ont lieu près de l'horizon. Paris 1810.)

[72] In Lichtenbergs „Excerpta Physica et Mathematica" (Nachlaß VI 55) finden sich unter dem Stichwort „Fata Morgana" u. a. die folgenden Eintragungen:
„Eine ähnliche Erscheinung hat man nun zwischen Dover und Calais bemerckt, eigentlich wurde sie zu Ramsgate beobachtet wo sie über der Frantzösischen Küste zu schweben schien. S. Gentleman's Magaz. 1739 April p. 325. Die Erscheinung glich einer Stadt mit vielen Thurmspitzen, oder Basalten, oder einem Eiswerck. Es ist ein Kupfer dabey. Ueber die Fata morgana ist noch Swinburne nachzulesen" (Excerpta, p. 27).
„HE. Woltmanns vortreffliche Beobachtungen hierüber stehen in den Göttingisch. gel. Anz. 1796 May Seite 809. Auch finden sich NB. schöne Bemerckungen über die Fata Morgana in Herrn v. Zimmermanns zu Braunschweig Allgem. Blick auf Italien Weimar 1797. (Am Ende.)" (Excerpta, p. 176).

[73] Eine Notiz von Ludwig Christian Lichtenbergs Hand. - Das gemeinte Blatt ist überschrieben: „Ausdrücke und Wendungen die zugleich Bemerckungen enthalten", mit der etwas rätselhaften Erläuterung: „ad Lionis (nicht Leonis) Sicam" (Nachlaß VII F 1, Bl. 51). Dort stehen in der Tat Sätze, die als „hierher gehörig angesehen werden" können, also zu den Notizen für das Compendium passen, wie etwa:
„Bey den Hypothesen vom Licht: Eine Möglichkeit ist wenigstens der andern werth, so wie ein vielleicht des andern."
„Die gantze Hygrometrie muß aus dem Capitel von der Lufft weg, weil die Dämpfe ohne Lufft bestehen können, und weil das Maximum der Feuchtigkeit von der Wärme abhängt, so muß man wohl erst von der Wärme handeln" (vgl. Anmerkung 61).
„Ein eignes Capitel oder Abtheilung Hygrologie" (vgl. Anmerkung 61).
„Soviel als möglich allgemeine Hinsichten. Aussichten. Philosophische Blicke."

Personen- und Schriftenverzeichnis

BENZENBERG, Johann Friedrich (1777-1846)
Schüler Lichtenbergs; Privatgelehrter; von 1805-1810 Professor der Mathematik und Physik am Lyceum zu Düsseldorf.

BERTHOLON DE SAINT-LAZARE*, Pierre (1742-1800) Professor der Physik an der Universität Montpellier.
DE L'ÉLECTRICITÉ DES MÉTÉORES. Paris 1787.

BOERHAAVE*, Herman (1668-1738)
Professor der Medizin (1709) und der Chemie (1718) an der Universität Leyden.

BOUGUER*, Pierre (1698-1758)
Professor der Hydrographie und seit 1731 Mitglied der Académie Royale des Sciences in Paris.
TRAITÉ D'OPTIQUE sur la gradation de la lumière: Ouvrage posthume de M. BOUGER, et publié par M. l'Abbé DE LA CAILLE. Paris 1760.

BOYLE*, Robert (1627-1691)
Privatgelehrter; Mitbegründer der Royal Society.
AN EXAMEN OF ANTIPERISTASIS, as it is wont to be taught and proved = The Works of the Honourable Robert Boyle. Vol. II, pp. 355-370. London 1744 (LB 05. 12. 1788 u. ö.).

CRAWFORD*, Adair (1749-1795)
Arzt; Professor der Chemie an der Militärakademie in Woolwich.
EXPERIMENTS AND OBSERVATIONS ON ANIMAL HEAT, and the inflammation of combustible bodies; being an attempt to resolve these phenomena into a general law of nature. The second edition. With very large additions. London 1788 (BL 545b).
VERSUCHE UND BEOBACHTUNGEN ÜBER DIE WÄRME DER THIERE und die Entzündung der verbrennlichen Körper. Ein Versuch, alle diese Erscheinungen auf ein allgemeines Naturgesetz

zurückzubringen. Zweite sehr vermehrte Ausgabe. Aus dem Englischen übersetzt von D. Lorenz CRELL. Leipzig 1789 (BL 545b).

DIDEROT*, Denis (1713-1784)
Literat; zusammen mit d'Alembert u. a. Herausgeber der 'Encyclopédie'.
PENSÉES PHILOSOPHIQUES = ŒUVRES COMPLÈTES. Tome II. Philosophie et mathématique. Idées I. Paris 1975, pp. 17-52 (LB 19. 02. 1782 = ŒUVRES PHILOSOPHIQUES DE MR D***. Amsterdam 1772. T. II, pp. 7-56).

DIETERICH, Johann Christian (1722-1800)
Buchhändler und Verleger; Freund und Hausherr Lichtenbergs.

DÖDERLEIN*, Johann Christoph (1746-1792)
Professor der Theologie an der Universität Jena (1782).
KURZER ENTWURF DER CHRISTLICHEN SITTENLEHRE. Zum Gebrauch für Vorlesungen. Jena 1789.

ERXLEBEN*, Johann Christian Polykarp (1744-1777)
Professor der Physik an der Universität Göttingen (1771).
ANFANGSGRÜNDE DER NATURLEHRE. Entworfen von Johann Christian Polycarp Erxleben. Zweyte Auflage. Göttingen 1777 (BL 393)
ANFANGSGRÜNDE DER NATURLEHRE. Vierte Auflage. Mit Zusätzen von G. C. Lichtenberg. Göttingen 1787 (s. LICHTENBERG-Literatur).
ANFANGSGRÜNDE DER NATURLEHRE. Sechste Auflage. Mit Verbesserungen und vielen Zusätzen von G. C. Lichtenberg. Göttingen 1794 (BL 393).

EYEREL*, Joseph (1745-1821)
Josephi Eyerel COMMENTARIA IN MAXIMILIANI STOLLII APHORISMOS. De cognoscendis et curandis febribus. Tomus primus. Wien 1788 [s. a. STOLL].

FONTENELLE*, Bernard le Bovier de (1657-1757)
Literat; 1697-1741 Secrétaire perpétuel der Académie Royale des Sciences in Paris.

FÜLLEBORN, Georg Gustav (1769-1803)
Professor für klassische Sprachen in Breslau (1791).
EINE KURZE VERGLEICHUNG der Kritik der reinen Vernunft und der Theorie des Vorstellungs-Vermögens nach ihren Hauptmomenten = Beyträge zur Geschichte der Philosophie. Herausgegeben von- Georg Gustav Fülleborn. Erstes Stück. Züllichau und Freystadt 1791, pp. 111-134 (BL 1296).

GAMAUF, Gottlieb (1772-1841)
Student in Göttingen (Hörer Lichtenbergs); später Prediger in Oedenburg (Ungarn).
ERINNERUNGEN AUS LICHTENBERGS VORLESUNGEN über Erxlebens Anfangsgründe der Naturlehre. Wien 1808-1812.

GEHLER*, Johann Samuel Traugott (1751-1795)
Jurist. Dozent der Mathematik an der Universität Leipzig (1776); Richter am Oberhofgericht in Leipzig (1786).
PHYSIKALISCHES WÖRTERBUCH oder Versuch einer Erklärung der vornehmsten Begriffe und Kunstwörter der Naturlehre mit kurzen Nachrichten von der Geschichte der Erfindungen und Beschreibungen der Werkzeuge begleitet in alphabetischer Ordnung. Leipzig 1787-1796. (BL 398).

GREN*, Friedrich Albrecht Carl (1760-1798)
Professor der Medizin und Chemie an der Universität Halle (1787). Herausgeber des 'Journals der Physik' und des 'Neuen Journals der Physik'.
GRUNDRISS DER NATURLEHRE zum Gebrauch akademischer Vorlesungen. Halle 1788. (BL 405 = GRUNDRISS DER NATURLEHRE. Dritte ganz umgearbeitete Auflage. Halle 1797).

HINDENBURG, Carl Friedrich (1741-1808)
Korrespondenzpartner Lichtenbergs. Professor der Philosophie (1781) und der Physik (1786) an der Universität Leipzig.

KÄSTNER, Abraham Gotthelf (1719-1800)
Professor der Mathematik an der Universität Leipzig (1746). Professor der Mathematik und Physik an der Universität Göttingen (1756).
PSYCHOLOGISCHMORALISCHE BETRACHTUNG DER ANTIPERISTASIS = Belustigungen des Witzes und des Verstandes (1745) 535-544.
ANFANGSGRÜNDE der angewandten Mathematik. Der mathematischen Anfangsgründe II. Theil. I. Abtheilung. Mechanische und Optische Wissenschaften. Vierte, durchaus vermehrte Auflage. Göttingen 1792 (BL 126 = ANFANGSGRÜNDE der angewandten Mathematik. Der mathematischen Anfangsgründe zweyter Theil. Göttingen 1759).

KANT*, Immanuel (1724-1804)
Professor der Logik und Metaphysik an der Universität Königsberg (1770).
CRITIK DER REINEN VERNUNFT. Riga 1781. Zweyte hin und wieder verbesserte Auflage. Riga 1787 (BL 1328 = Vierte Auflage. Riga 1794).
METAPHYSISCHE ANFANGSGRÜNDE DER NATURWISSENSCHAFT. Riga 1786 (BL 213 = Zweite Auflage. Riga 1787).

KARSTEN*, Wenceslaus Johann Gustav (1732-1787)
Professor der Logik an den Universitäten Rostock (1758) und Bützow (1760); Professor der Mathematik und Physik an der Universität Halle (1778).
VOM EIGENTHÜMLICHEN GEBIET DER NATURLEHRE, durch eine Preisfrage vom Jahr 1781 veranlasset = PHYSISCH-CHYMISCHE ABHANDLUNGEN durch neuere Schriften von hermetischen Arbeiten und andre neuere Untersuchungen veranlasset. Erstes Heft. Halle 1786, pp. 99-199 (BL 215).

KLÜGEL*, Georg Simon (1739-1812)
Professor der Mathematik an der Universität Helmstedt (1767); Professor der Mathematik und Physik an der Universität Halle (1787).
ANFANGSGRÜNDE DER NATURLEHRE in Verbindung mit der Chemie und Mineralogie. Berlin und Stettin 1792 (BL 220).
BEOBACHTUNGEN UND ENTDECKUNGEN, die Zurückwerfung des Lichtes betreffend. Zusatz des Übersetzers. Analysis der Lambertischen Photometrie = PRIESTLEY. GESCHICHTE UND GEGENWÄRTIGER ZUSTAND DER OPTIK. Zweyter Theil. Leipzig 1776, pp. 312-327 [s. PRIESTLEY].

LAMBERT*, Johann Heinrich (1728-1777)
Mathematiker und Physiker, Mitglied der Akademie der Wissenschaften in Berlin (1765).
PHOTOMETRIA sive de mensura et gradibus luminis, colorum et umbrae. Augsburg 1760 (BL 454).

LESAGE*, George-Louis (1724-1803)
Privatmann und Lehrer der Mathematik in Genf.
ESSAI DE CHYMIE MÉCHANIQUE. Rouen 1759 (BL 776).
LUCRÈCE NEWTONIEN. Berlin 1784.

L'HUILIER*, Simon Antoine Jean (1750-1840)
Professor der Mathematik an der Akademie in Genf (1795); Schüler von G.-L. Le Sage.
EXPOSITION ÉLÉMENTAIRE DES PRINCIPES DES CALCULS SUPÉRIEURS, qui a remporté le prix proposé par l'Académie Royale des Sciences et Belles-Lettres pour l'année 1786. Berlin 1786 (BL 138).
PRINCIPIORUM CALCULI DIFFERENTIALIS ET INTEGRALIS EXPOSITIO ELEMEMTARIS. Tübingen 1795 (BL 140).

LICHTENBERG, Ludwig Christian (1738-1812)
Bruder von Georg Christoph Lichtenberg. Archivar des Herzogs von Sachsen-Gotha. Herausgeber des 'Magazin für das Neueste aus der Physik und Naturgeschichte'.

MARUM*, Martinus van (1750-1837)
Direktor des (naturhistorischen) Teylerschen Museums in Harlem (1784).
EERSTE VERVOLG DER PROEFNEEMINGEN, gedaan met Teyler's Electrizeer-Machine.
PREMIERE CONTINUATION DES EXPÉRIENCES, faites par le moyen de la machine électrique Teylerienne. Harlem 1787 (BL 615).

MAYER*, Johann Tobias (1723-1762)
Professor der Mathematik und Ökonomie an der Universität Göttingen (1751); Aufseher der Sternwarte (1754).
Tobiae Mayeri OPERA INEDITA. Vol. I. Commentationes Societatis Regiae Scientiarum oblatas, quae integrae supersunt, cum tabula selenographica complectens. Edidit et observationum appendicem adiecit Georgius Christophorus Lichtenberg. Göttingen 1775 (BL 228).

NEWTON*, Isaac (1643-1727)
Professor der Mathematik am Trinity-College in Cambridge (1669); Präsident der RS (1703).
AN HYPOTHESIS EXPLAINING THE PROPERTIES OF LIGHT, discoursed of in my several papers = Thomas BIRCH. The History of the Royal Society of London. London 1757. Vol. 3, pp. 247-305 (LB 20. 10. 1788 u. ö).
PHILOSOPHIAE NATURALIS PRINCIPIA MATHEMATICA. Perpetuis commentariis illustrata, communi studio PP.Thomae LE SEUR & Francisci JACQUIER. Edita nova, summa cura recensita. Glasgow 1822 (LB 16. 10. 1771 u. ö. = PHILOSOPHIAE NATURALIS PRINCIPIA MATHEMATICA etc. Genf 1739-1742).
OPTICE: sive de reflexionibus, refractionibus, inflexionibus et coloribus lucis, libri tres. Latine reddidit Samuel CLARKE. Editio novissima. Lausanne und Genf 1740 (LB 11. 10. 1788 u. ö.).

NICHOLSON*, William (1753-1815)
Ingenieur und Literat; Herausgeber des ‚Journal of Natural Philosophy'.
AN INTRODUCTION TO NATURAL PHILOSOPHY. London 1787.
EINLEITUNG IN DIE NATURLEHRE. Aus dem Englischen mit einigen Zusätzen und Anmerkungen übersezt von M. August Friedrich LÜDICKE. Leipzig 1787 (BL 523)

NICOLAI*, Johann Christian Wilhelm (1757-1828)
Lehrer am Waisenhause (1782) und am königlichen Pädagogium in Halle (1783).
ANFANGSGRÜNDE DER EXPERIMENTAL-NATURLEHRE für Gymnasien und höhere Erziehungsanstalten. Bremen 1788

N. N.

Ein Zuruf an die Naturforscher* = Leipziger Magazin zur Naturkunde, Mathematik und Oekonomie herausgegeben von N. L. Leske. Jahrgang 1786, pp. 129-147.

N. N.

Rezension: Einleitung in die Naturlehre von William Nicholson, a. d. Engl. mit einigen Zusätzen von M. Aug. Fried. Lüdicke. Leipzig 1787 = Allgemeine Literatur-Zeitung vom 15. September 1787. Nr. 222.[b], Sp. 698-700.

N. N.

Rezension*: Grundriß der Naturlehre zum Gebrauch akademischer Vorlesungen, entworfen von Fr. Albr. Carl Gren. Halle 1788 = Allgemeine Literatur-Zeitung vom 25. September 1788. Nr. 231b, Sp. 833-836.

N.N.

Rezension*: Anfangsgründe der Experimental-Naturlehre für Gymnasien und höhere Erziehungsanstalten von Joh. Christ. Wilh. Nicolai. Bremen 1788 = Allgemeine Literatur-Zeitung vom 25. September 1788. Nr. 231b, Sp. 836-838.

N.N. [Jahn]

Rezension*: Critik der reinen Vernunft von Immanuel Kant. Zweyte hin und wieder verbesserte Auflage. Riga 1787 = Allgemeine deutsche Bibliothek 81 (1788) 343-354 (BL 7).

N. N.

Rezension: Versuch einer neuen Theorie des Vorstellungsvermögens von Karl Leonhard Reinhold, Jena 1789 = Allgemeine Literatur-Zeitung vom 19. November 1789. Nr. 357, Sp. 417-424; ALZ vom 20. November. Nr. 358, Sp. 425-429.

Pfaff, Christoph Heinrich (1773-1852)

Schüler Lichtenbergs; Professor der Medizin, Physik und Chemie an der Universität Kiel (1797).

Aphorismen über die Experimentalphysik. Zum Gebrauche bey Vorlesungen. Kopenhagen 1800.

Priestley*, Joseph (1733-1804)

Prediger und Lehrer.

Dr. Joseph Priestleys Geschichte und gegenwärtiger Zustand der Optik, vorzüglich in Absicht auf den physikalischen Theil dieser Wissenschaft. Aus dem Englischen übersetzt und mit Anmerkungen und Zusätzen begleitet von Georg Simon KLÜGEL. Zweyter Theil. Leipzig 1776 (BL 459).

REINHOLD*, Carl Leonhard (1758-1823)
Professor der Philosophie an den Universitäten Jena (1787) und Kiel (1794).
VERSUCH EINER NEUEN THEORIE DES MENSCHLICHEN VORSTELLUNGSVERMÖGENS. Jena 1789.
ERKLÄRUNG = Intelligenzblatt der Allgemeinen Literatur-Zeitung vom 2. Dezember 1789. Nr. 137, Sp. 1138-1140.

SCHMID*, Carl Christian Erhard (1761-1812)
Professor der Logik und Metaphysik an der Universität Gießen (1791); Professor der Philosophie (1793) und später der Theologie (1798) an der Universität Jena.
WÖRTERBUCH ZUM LEICHTERN GEBRAUCH DER KANTISCHEN SCHRIFTEN nebst einer Abhandlung. Vierte vermehrte Ausgabe. Jena 1798 (BL 1403 = WÖRTERBUCH etc. Zweyte Ausgabe. Jena 1788).

SEGNER*, Johann Andreas von (1704-1777)
Professor der Physik und Mathematik an den Universitäten Göttingen (1735) und Halle (1755).
EINLEITUNG IN DIE NATUR-LEHRE. Dritte sehr verbesserte Auflage. Göttingen 1770 (BL 536).

STOLL*, Maximilian (1742-1787)
Arzt und klinischer Lehrer am Wiener Dreifaltigkeits-Hospital [s. EYEREL].

SWINDEN*, Jan Hendrik van (1746-1823)
Professor der Physik und Metaphysik an der Universität Franeker (1767); Professor der Physik, Mathematik und Astronomie am Athenaeum in Amsterdam (1785).
ORATIO DE HYPOTHESIBUS PHYSICIS, quomodo sint e mente Newtoni intelligendae. Amsterdam 1785 (BL 236).

WERNER*, Georg Friedrich (1754-1798)
Ingenieur-Offizier; Professor der militärischen Wissenschaften an der Universität Gießen.
ENTWURF EINER NEUEN THEORIE DER ANZIEHENDEN KRÄFTE, des Ethers, der Wärme und des Lichts. Frankfurt und Leipzig 1788 (BL 561).

WOLTMANN*, Reinhard (1757-1837)
Wasserbau-Kondukteur in Ritzebüttel (1785), dann Wasserbau-Direktor in Hamburg (1792).
EINIGE BEOBACHTUNGEN über die Refraction solcher Lichtstrahlen, welche sich nah über der Erd- oder Wasserfläche erstrecken [von A. G. KÄSTNER verfertigter Auszug] = GGA 1796 (1) 809-818 (BL 4).

Lichtenberg-Literatur

Niedersächsische Staats- und Universitätsbibliothek Göttingen. Nachlaß Lichtenberg (Nachlaß).

Georg Christoph Lichtenberg. Aus Vorlesungen. Herausgegeben von Ulrich Joost = Einladung ins 18. Jahrhundert. Herausgegeben von Peter Wieckenberg. München 1988, pp. 129-148 (Vorlesung).

Anfangsgründe der Naturlehre. Entworfen von Johann Christian Polycarp Erxleben. Vierte Auflage. Mit Zusätzen von G. C. Lichtenberg. Göttingen 1787 (Breitrandiges Arbeitsexemplar mit handschriftlichen Eintragungen Lichtenbergs) = Forschungs- und Landesbibliothek Gotha N 328 Rara (Handexemplar).

Georg Christoph Lichtenberg's vermischte Schriften nach dessen Tode aus den hinterlassenen Papieren gesammelt und herausgegeben von Ludwig Christian Lichtenberg und Friedrich Kries. Göttingen 1800 ff. (VS).

Georg Christoph Lichtenberg's physikalische und mathematische Schriften nach dessen Tode gesammelt und herausgegeben von Ludwig Christian Lichtenberg und Friedrich Kries. Göttingen 1803 ff. (PhM) = Vermischte Schriften (VS) 6-9.

Georg Christoph Lichtenberg. Schriften und Briefe. Herausgegeben von Wolfgang Promies. München 1967 ff. (SB).

Georg Christoph Lichtenberg. Briefwechsel. Herausgegeben von Ulrich Joost und Albrecht Schöne. München 1983 ff. (Bw).

Der Briefwechsel zwischen Johann Christian Dieterich und Ludwig Christian Lichtenberg. Herausgegeben von Ulrich Joost. Göttingen 1984 = Abhandlungen der Akademie der Wissenschaften in Göttingen. Philologisch-Historische Klasse. Dritte Folge. Nr. 146 (Dieterich).

Lichtenbergs Bücherwelt. Ein Bücherfreund und Benutzer der Göttinger Bibliothek. Bearbeitet von Wiard Hinrichs und Ulrich Joost. Göttingen 1989 = Lichtenberg-Studien. Herausgegeben von Ulrich Joost. Band 3 (LB).

Bibliotheca Lichtenbergiana. Katalog der Bibliothek Georg Christoph Lichtenbergs. Herausgegeben von Hans Ludwig Gumbert. Wiesbaden 1982 = Beiträge zum Buch- und Bibliothekswesen. Herausgegeben von Max Pauer. Band 19 (BL).

Georg Christoph Lichtenberg: Neues aus Sudelbuch K. Mitgeteilt von Julia Hoffmann = Lichtenberg-Jahrbuch 1992, pp. 9-18 (LJb).

Siglen und Abkürzungen

BL	Bibliotheca Lichtenbergiana
Bw	Georg Christoph Lichtenberg. Briefwechsel
Dieterich	Der Briefwechsel zwischen Johann Christian Dieterich und Ludwig Christian Lichtenberg
Erxleben	Johann Christian Polycarp Erxleben. Anfangsgründe der Naturlehre
GGA	Göttingische Anzeigen von gelehrten Sachen
LB	Lichtenbergs Bücherwelt
LJb	Lichtenberg-Jahrbuch
Nachlaß	Niedersächsische Staats- und Universitätsbibliothek Göttingen. Nachlaß Lichtenberg
PhM	Georg Christoph Lichtenberg's physikalische und mathematische Schriften
SB	Georg Christoph Lichtenberg. Schriften und Briefe
Vorlesung	Georg Christoph Lichtenberg. Aus Vorlesungen
VS	Georg Christoph Lichtenberg's vermischte Schriften und Briefe
<in spitzen Klammern>	von Lichtenberg getilgt
{in geschweiften Klammern}	von Lichtenberg ergänzt
[in eckigen Klammern]	vom Herausgeber ergänzt

Sitzungsberichte der Heidelberger Akademie der Wissenschaften Mathematisch-naturwissenschaftliche Klasse

Die Jahrgänge bis 1921 einschließlich erschienen im Verlag von Carl Winter, Universitätsbuchhandlung in Heidelberg, die Jahrgänge 1922–1933 im Verlag Walter de Gruyter & Co. in Berlin, die Jahrgänge 1934–1944 bei der Weißschen Universitätsbuchhandlung in Heidelberg. 1945, 1946 und 1947 sind keine Sitzungsberichte erschienen.
Ab Jahrgang 1948 erscheinen die „Sitzungsberichte" im Springer-Verlag.

Inhalt des Jahrgangs 1990:

1. M. Becke-Goehring. Freunde in der Zeit des Aufbruchs der Chemie. Der Briefwechsel zwischen Theodor Curtius und Carl Duisberg. DM 48,-.
2. G. Conte, F. Giannessi. M. Cornali. Hemodynamics and the Development of Certain Malformations of the Great Arteries. – B. Chuaqui. Comments. DM 19,-.
3. F. Linder, J. Steffens, M. Ziegler. Surgical Observations and Their Consequences. DM 15,-.
4. A. Mangini, A. Eisenhauer, P. Walter. The Relevance of Manganese in the Ocean for the Climatic Cycles in the Quaternary. DM 18,-.
5. H. Mohr. Der Stickstoff - ein kritisches Element der Biosphäre. DM 25,-.
6. F. Vogel. Humangenetik und Konzepte der Krankheit. DM 18,-.
7. H. Zehe. „Gott hat die Natur einfältig gemacht, sie aber suchen viel Künste". Goethes Reaktion auf die Fraunhoferschen Entdeckungen. DM 26,50.

R. Bernhardt. Z. Feng. J. Siegrist. P. Cremer, Y. Deng. G. Dai. G. Schettler. Die Wuhan Studie. Eine prospektive Vergleichsstudie über Risikofaktoren und Häufigkeit der koronaren Herzerkrankung bei 40- bis 60jährigen chinesischen und deutschen Arbeitern. Supplement. DM 42,-.

K. Beyreuther, G. Schettler (Eds.). Molecular Mechanisms of Aging. Supplement. DM 54,-.

J. Harenberg. D. L. Heene. G. Stehle, G. Schettler (Eds.). New Trends in Haemostasis. Coagulation Proteins, Endothelium. and Tissue Factors. Supplement. DM 68,-.

Inhalt des Jahrgangs 1991:

1. F. Räbiger. Absolutstetigkeit und Ordnungsabsolutstetigkeit von Operatoren. DM 38,-.
2. B. Chuaqui. Über den Krankheitsbegriff - dargestellt an derTypologie menschlicher Mißbildungen. DM 29.-.
3. G. Schettler. Gesundheitsrisiken in der Industriegesellschaft. DM 18,-.
4. H. Schaefer. Gefährden Magnetfelder die Gesundheit ? DM 43,-.

W. Doerr. Ars longa. vita brevis. Problemgeschichte kritischer Fragen II. Supplement. Geb. DM 69,-.

G. Schettler, D. Schmähl, T. Klenner (Eds.). Risk Assessment in Chemical Carcinogenesis. Supplement. DM 49.-.

F. Linder (Hrsg.). In memoriam Karl Heinrich Bauer. Feier aus Anlaß des 100. Geburtstages – 26. September 1990. Supplement. Geb. DM 48,-.

W. Morgenstern. M. S. Tsechkovski, E. Nüssel, G. Schettler (Eds.) CINDI - Baseline Evaluation. Supplement. DM 19,50.

W. Doerr, H. Schaefer, H. Schipperges (Hrsg.). Der Mensch in seiner Eigenwelt Anthropologische Grundfragen einer Theoretischen Path